VOYAGES

A MADAGASCAR

NOUVELLE BIBLIOTHÈQUE
DE VOYAGES ET DE ROMANS
A L'USAGE DES FAMILLES

M. DE SAULCY, membre de l'Institut. — Voyage autour de la mer Morte, 2 vol.

M. L'ABBÉ DOMENECH. — Voyages dans les solitudes américaines : le Minesota, 1 vol.

AUGUSTE MÉRAL. — Les Roquevair, 1 vol.
— L'Homme aux romans, 1 vol.

CHARLES AUBERIVE. — Les Bandits du dix-septième siècle, 1 vol.
— Voyage d'un curieux dans Paris, 1 vol.
— Voyage en Grèce, 1 vol.

LE BARON D'ANGLURE. — Le saint voyage de Jérusalem, 1395, 1 vol.

M. LE COMTE D'ESCAYRAC DE LAUTURE. — Voyage au grand Désert et au Soudan, 1 vol.

Mlle EMILIE DE VARS. — Geneviève de Paris, 1 vol.
— Les enfants de Clovis, 1 vol.
— Le Roman de ma portière, 1 vol.
— Une Déception, 1 vol.

Mme DE LA BÉRANGÈRE. — Le Retour des tribus captives. 1 vol.

P. CAMUS, évêque de Belley. — Alcime, 1 vol.

VICTOR DE SAINT-PREUIL. — Ève dans l'Éden, 1 vol.

LOUIS DUMONTEIL. — Un ambitieux de province, 1 vol.
— La Petite main de bronze, 2 vol.
— Le Parfumeur millionnaire, 1 vol.
— Mlle de Chaulieu ou le premier livre d'une femme auteur, 1 vol.

WASSY. — IMPRIMERIE DE MOUGIN-DALLEMAGNE.

VOYAGES

DU

DOCTEUR WILLIAM ELLIS

A

MADAGASCAR

PAR

OCTAVE SACHOT

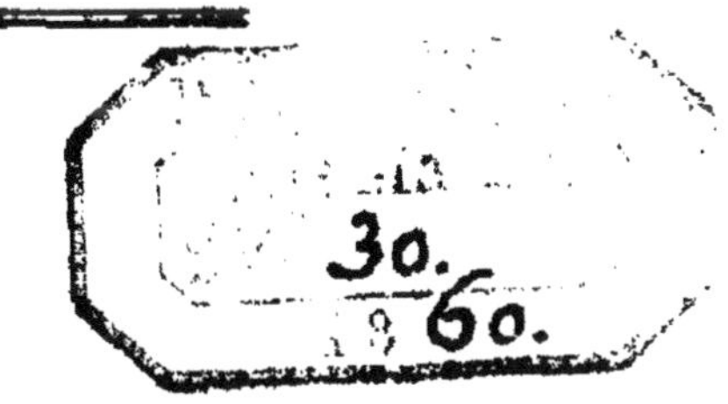

PARIS
VICTOR SARLIT, LIBRAIRE-ÉDITEUR
RUE SAINT-SULPICE, 25.
1860

VOYAGE A MADAGASCAR

I

A mi-chemin de la Réunion et de la Côte Orientale de l'Afrique australe, s'étend, sur une longueur de cent trente-deux myriamètres du nord-est au sud-ouest, avec une largeur très-variable, mais qui dans sa plus grande traversée n'a pas moins de cinquante-quatre myriamètres de l'est à l'ouest, la grande île de Madagascar. L'ensemble de ses côtes est évaluée à trois cent quarante myriamètres et elle a environ quatre mille myriamètres carrés de superficie, un peu moins que la France qui en compte plus de quatre mille trois cents. « On conçoit facilement, dit Macé Descartes (1), qu'une région aussi vaste doit offrir les aspects les plus variés, les panoramas les plus grandioses. Vue de la mer, cette île magnifique offre à l'œil de celui qui arrive, un vaste amphithéâtre de montagnes superposées qui sont comme les échelons des chaînes principales. Ces échelons gigantesques forment une sorte d'escalier colossal de verdure, où la pensée émerveillée monte involontairement de marche en marche, des bords de la mer aux plateaux supérieurs de l'île, en passant par toutes les nuances propres aux montagnes, depuis le vert vif ou sombre de la végétation jusqu'aux teintes azurées des sommets les plus élevés qui se confondent avec le bleu foncé du ciel ?

Pour devenir l'une des possessions les plus importantes que puisse envier une grande puissance maritime, cette île n'a contre elle que le climat meurtrier de son littoral.

Pris en général, les trois millions d'habitants qui forment approximativement la population de Madagascar, ont reçu des Européens les noms de Madécasses ou Malgaches, dérivés de

(1) Hist. et géog. de Madagascar.

celui de *Malacassas* qu'ils se donnent eux-mêmes. Ils se composent de races différentes qu'on peut réduire à trois groupes principaux, divisés eux-mêmes en un certain nombre de grandes peuplades et de tribus, portant des noms particuliers. Ces trois groupes principaux, sont les Sakalaves à l'ouest, descendus, selon toute apparence, de la côte africaine et qui conservent encore les caractères distinctifs de la race nègre ; les Hovas au centre, grande peuplade d'origine Malaise ; et les Madécasses proprement dit, à l'est, chez lesquels le type originel a été profondément modifié par des révolutions qui nous sont inconnues et des croisements successifs avec d'autres races venues de pays lointains. « Tandis que les Sakalaves ont la peau noire et les cheveux crépus, dit M. Barbié du Bocage (1), les peuplades de la côte opposée sont de teinte olivâtre, assez claire dans les pays du sud, vers Fort-Dauphin, mais qui va en noircissant, lorsqu'on approche du nord... » C'est

(1) *Madagascar, possession française depuis* 1642, par V. A. Barbié du Bocage, membre de la Commission centrale de la société de géographie et de la société de l'histoire de France, etc., Paris, 1858. — Excellent ouvrage, plein d'aperçus nouveaux et de renseignements précieux de toute nature, parfaitement coordonnés et pris aux meilleures sources. — C'est en outre le plaidoyer le mieux conçu qui ait été écrit jusqu'ici en faveur des droits de la France sur Madagascar. Nous y aurons recours plus d'une fois dans les pages qui vont suivre.

surtout, sans aucun doute, au mélange du sang Malais, ajoute le même auteur, que les peuplades de l'Est doivent leurs caractères distinctifs; « mais les Malais, sortis probablement d'une contrée plus saine que les côtes orientales de l'île, ne purent résister à leur pernicieuse influence, et durent chercher vers le centre un climat moins malfaisant. Une partie d'entre eux gagna dans les montagnes les bords de la rivière d'Emirne, dans la vaste plaine d'Ankova, dont l'attitude assurait la salubrité; là, ils vécurent pendant de longs siècles sans qu'aucun événement les ait fait distinguer des populations voisines; ils étaient même considérés par les indigènes comme des Parias, comme une race inférieure, et rien ne pouvait faire présager que cette petite tribu Malaise, perdue au centre des forêts, dans un pays inculte, soumettrait un jour à ses lois, sous le nom d'Hova, la presque totalité de Madagascar. » Ce n'est toutefois, qu'au commencement de ce siècle que les Hovas, plus belliqueux que leurs voisins, plus énergiques et surtout conduits par un homme d'un esprit supérieur, commencèrent à prendre la prééminence sur les autres tribus. « Loin de s'affaiblir comme la plupart des habitants des pays tempérés, transportés dans la zone tropicale, les Hovas, grâce à la contrée où ils s'étaient fixés, purent conserver une activité d'esprit et une vigueur corporelle inconnue aux indigènes. Les fruits de la terre qui, sur les côtes, viennent presque sans culture, demandaient dans la province d'Ankova, sous une température moins élevée, dans un sol moins fertile, un travail soutenu qui les empêcha de s'énerver (1) » Telle est la cause première des succès de Radama. Le génie civilisateur de ce prince, sa soumission intelligente et toute politique à l'influence Anglaise firent le reste : en moins de quinze années, le plus grand nombre des petits Etats qui, depuis l'origine des temps, se partageaient l'île, furent soumis à ses armes, et formèrent sous son sceptre un royaume unique dont Antananarivo ou Tananarivou fut la capitale. C'était un empire fragile toutefois, car depuis la mort de son fondateur, arrivée en 1828, il semble tomber en dissolution.

Du milieu du XVIIe siècle à 1831, la France a fondé sur plusieurs points de l'île, des comptoirs, tour à tour abandonnés, repris, puis abandonnés de nouveau. Pendant les guerres du premier

(1) Ibid.

empire, les Anglais, bien que maîtres des mers et possesseurs, par droit de conquête, de Maurice et de la Réunion, étaient trop occupés ailleurs pour songer à s'emparer de Madagascar. Ils se contentèrent de soutenir Radama et, un peu plus tard, d'entretenir des missionnaires au cœur même des Etats de ce prince, afin de s'y créer ainsi des influences.

Les droits de la France sur une partie des côtes de Madagascar ont été mis en question de nouveau dans ces derniers temps, et la jalousie, toujours en éveil, d'une certaine politique étrangère, n'a pas manqué de prêter au Gouvernement de l'Empereur des projets de conquête sur l'île entière, projets auxquels chez nous personne ne paraît songer quant à présent. Quoiqu'il en soit, la question de Madagascar, pour beaucoup de gens, est encore à l'ordre du jour.

Bien que l'intérieur de l'île ait été parcouru plusieurs fois par des voyageurs européens, bien que la capitale même compte quelques résidents français, c'est un pays encore peu connu. Depuis plus de vingt ans que les derniers missionnaires anglais ont dû quitter son territoire, les relations de l'Europe avec la cour demi-barbare d'Antananarivo n'ont pas été d'une nature assez amicale pour que le public ait pu s'éclairer beaucoup sur le gouvernement, les mœurs et les ressources de la grande île africaine.

Après les faits de guerre de 1845, l'Angleterre, au moins aussi intéressée que nous, par ses colonies du Cap et de l'île Maurice, à une entente cordiale avec le gouvernement madécasse, a mis un très-grand empressement à renouer avec la reine Ranavalo ses bonnes relations passées. Nous avons peine à croire que les voyages successifs entrepris, de **1853** à **1856**, par le révérend William Ellis, le dernier principalement, aient été absolument dépouillés de tout caractère officiel. Le patronage de lord Clarendon et des autorités britanniques qui fut alors accordé au missionnaire anglais en dit plus que n'en laissent entendre ses discrètes réticences. Il importe peu, du reste ; tout ce que nous voulons constater, c'est que, missions déguisées ou simples voyages de propagande religieuse, les trois visites de M. Ellis à Madagascar ont eu pour résultat un livre plein d'intérêt (1) et qui présente sous un jour tout

(1) *Three visits to Madagascar, during the years* 1853-1854-1856, *including a Journey to the Capital,* etc. By the Rev. William Ellis. F. H. S. — London 1858.

nouveau ce curieux pays et le caractère de la race qui y domine, en même temps qu'il fait augurer favorablement des progrès que peut y accomplir la civilisation dans un avenir rapproché.

Pour comprendre le côté saillant des voyages répétés du missionnaire anglais et en suivre plus commodément la relation, il est utile de remonter de quelques années dans l'histoire de Madagascar et de rappeler en peu de mots l'origine de l'influence que l'Angleterre travaille avec persistance à s'y ménager. Ses premières tentatives à cet égard datent de l'époque où les traités avec les grandes puissances de l'Europe ont confirmé les Anglais dans la possession de l'île de France, redevenue, sous leur domination, île Maurice.

En 1817, le gouvernement de cette colonie fit avec Radama, considéré alors comme le chef suprême de Madagascar, un traité d'amitié et d'alliance que le gouverneur anglais ratifia définitivement en 1820. Par ce traité, le roi renonçait au commerce des esclaves, et l'Angleterre, s'engageait à lui faire, à titre de compensation, une pension annuelle, payable principalement en armes et en munitions de guerre. Des instructeurs européens furent en même temps envoyés à Madagascar pour dresser l'armée indigène au maniement des armes et à la tactique militaire de l'Europe. L'instruction que reçurent ainsi les troupes de Radama contribua grandement à ses succès et à l'extension du territoire des Hovas bien au-delà de la province centrale d'Ankova, qui formait sa frontière primitive. De plus, la marine de guerre britannique reçut à bord de ses bâtiments un certain nombre d'apprentis marins madécasses, tandis que d'autres jeunes indigènes étaient envoyés en Angleterre pour se façonner à la vie civilisée. Dès 1818, la Société des missions de Londres avait expédié des missionnaires sur divers points de la côte de Madagascar, et ceux-ci, deux ans plus tard, allaient, à la grande satisfaction du roi, s'établir dans la capitale et amenaient avec eux des auxiliaires intelligents, chargés d'enseigner la plupart des arts indispensables à la vie sociale.

Une fois qu'ils connurent la langue du pays, les missionnaires y adaptèrent un alphabet, en coordonnèrent la grammaire et préparèrent des livres élémentaires. Dans l'espace de dix ans, rapporte M. Ellis, à la suite de l'établissement des missionnaires à Antananarivo, dix ou quinze mille indigènes avaient appris à lire et beaucoup d'entre eux à écrire. Plusieurs savaient la langue anglaise, et les conversions au Christianisme étaient nombreuses. Dans la même période, les mille ou quinze cents jeunes gens placés en apprentissage chez les missionnaires artisans, avaient appris les métiers de forgeron, de charpentier, de maçon, de tanneur, de cordonnier, etc. Tels furent les premiers résultats de l'alliance du prince madécasse avec les Anglais.

Malheureusement, le règne si prospère de Radama fut de courte durée. Ce chef, si supérieur à son peuple et si avancé pour son temps, mourut en 1828, à l'âge de trente-six ans. On pensa qu'il avait été empoisonné ; mais il paraît plus probable que sa mort est le résultat des débauches et des excès de spiritueux auxquels il se livrait. Avec lui s'éteignirent les espérances que son gouvernement intelligent avait fait concevoir pour l'avenir du pays.

La mort du roi avait été tenue cachée pendant plusieurs jours pour permettre à son neveu et héritier désigné, le prince Rakatobe, élève des missionnaires, de prendre possession du trône le plus paisiblement possible ; mais Ranavalo, la plus âgée des douze femmes de

proches, les chefs qui s'étaient déclarés pour eux, et tous ceux qui sous le précédent règne avaient contribué à favoriser l'introduction de la civilisation à Madagascar, furent impitoyablement mis à mort. Un cousin de Radama, le prince Ramanetaka, ne parvint à sauver sa vie, qu'en gagnant Mohilla, l'une des Comores.

Cependant, Radama-le-Grand avait été enterré avec une pompe toute orientale dans un sarcophage d'argent massif, et la reine avait annoncé son accession aux missionnaires avec promesse de leur continuer la protection et les encouragements que méritaient leurs travaux. Pendant un certain temps, elle n'intervint pas ouvertement dans leurs affaires, bien que du jour où elle s'était emparée du pouvoir, il n'y eut plus à douter des projets de réaction de la Cour contre les idées Européennes. Profondément dissimulée, la nouvelle souveraine ne faisait que jouer un rôle en affectant de patroner les missionnaires. Le sentiment national était d'ailleurs tellement en faveur de ceux-ci, à l'époque de la mort de Radama, que Ranavalo et son parti jugèrent sans doute utile de temporiser. Ce qui viendrait à l'appui de cette opinion c'est ce fait, inexplicable autrement, qu'à peine

les chefs qui s'étaient déclar
us ceux qui sous le précéden
ontribué à favoriser l'introduc
tion à Madagascar, furent im
nis à mort. Un cousin de Rada
manetaka, ne parvint à sauver
nant Mohilla, l'une des Comore
ant, Radama-le-Grand avait
une pompe toute orientale d
ge d'argent massif, et la rein
son accession aux missionnaire
de leur continuer la protection
ments que méritaient leurs tr
in certain temps, elle n'interv
ent dans leurs affaires, bien
lle s'était emparée du pouvoir
douter des projets de réaction
re les idées Européennes. Pr
imulée, la nouvelle souveraine
ouer un rôle en affectant de p

quinze jours s'écoulèrent entre l'édit de tolérance et le premier acte d'opposition flagrante. Les missionnaires voulant introduire parmi leurs convertis les sacrements du baptême et de la communion, informèrent le gouvernement de leur intention à cet égard. La reine profita de cette circonstance pour tendre à son bon peuple un piége qui fut pour elle un moyen de compter ses adhérents. Le dimanche, 22 mai 1831, un *Kabary* ou message royal fut apporté à la chapelle de la mission, conçu en ces termes : « Sa Majesté ne change rien à la parole du feu roi. Tous ceux qui le désireront sont libres de se faire baptiser, de célébrer la mort du Christ, ou de se marier suivant les coutumes des Européens ; ils n'encourront aucun blâme pour agir ou ne point agir ainsi. » Fort de ce firman, le dimanche d'après, M. Griffiths, l'un des missionnaires, baptisa vingt convertis madécasses, lesquels prirent immédiatement part à la communion avec les frères de la mission. Huit jours après, huit autres personnes furent baptisées par M. Johns. Cette poignée de grain semée sur les montagnes d'Emirne et balayée bientôt par le vent de la persécution, n'en devait pas moins fournir des germes abondants et vivaces sur le sol vierge de la grande île africaine. Toutefois, les huit nouveaux disciples ne purent pas communier comme l'avaient fait les précédents, et la première communion publique de l'église protestante madécasse, qui avait eu lieu le dimanche de la Trinité de l'année 1831, fut aussi la dernière. Radama, quoique fort peu tempérant de sa nature, n'en avait pas moins défendu, sous les peines les plus sévères, l'usage des boissons enivrantes sur toute l'étendue de ses domaines, s'abstenant toutefois d'étendre la prohibition aux Européens sur lesquels il ne réclamait aucune juridiction. Ranavalo profita habilement de cette loi pour susciter des embarras aux chrétiens. Les protestants communient, on le sait, sous les espèces réelles du pain et du vin : aussitôt après la première célébration de la communion, la loi en question fut remise en mémoire aux convertis et on leur enjoignit de substituer, à l'avenir, l'eau au vin. Ceux-ci comprirent qu'ils n'avaient qu'à obéir. Mais le parti de l'idolâtrie ne s'en tint pas là : Non-seulement il fut interdit à tous les élèves des écoles et à tous les soldats de se faire baptiser, mais encore il fut défendu, à tous ceux qui déjà avaient reçu le baptême, de prendre part désormais à la communion.

En dépit cependant de ces mesures répressives, le mouvement religieux gagnait du terrain. Un prédicateur indigène eut même tant de succès, qu'il fut accusé de sorcellerie et condamné au *tanghin*, épreuve par le poison, dont il réchappa, mais qui lui détruisit à tout jamais la santé. En mai 1832, il fut défendu aux esclaves d'apprendre à lire et à écrire. Le 6 juillet, un missionnaire et sa femme, qui, l'année précédente, avaient été envoyés d'Angleterre, mais qui n'avaient obtenu de l'autorité indigène qu'une permission de séjour d'un an, reçurent l'avis de se disposer à quitter l'île, le temps accordé étant expiré. En octobre, le bruit qu'une expédition française s'organisait à la Réunion pour envahir Madagascar, donna un nouvel aliment aux haines entretenues contre toutes les influences Européennes. Un prêtre français débarqué sur ces entrefaites à Tamatave pour proposer au gouvernement madécasse l'établissement d'une mission catholique, mourut subitement avant même d'avoir reçu de réponse à sa demande. Quinze mois après environ, la position des missionnaires Anglais était devenue de plus en plus difficile; M. Canham l'un d'eux, non-seulement ne put obtenir le renouvellement de l'autorisation de séjour de dix ans qu'il tenait de Radama, mais encore il reçut un congé en forme. En décembre 1834, l'enseignement de la lecture et de l'écriture, fut limité par un édit royal aux seules écoles du gouvernement, et bien que les prédications chrétiennes continuassent encore et fussent même plus suivies que jamais, il devint chaque jour plus évident qu'on touchait à une grande crise.

Le dimanche 15 février 1835, la reine entendant les chants religieux, au moment où elle passait devant la chapelle de la mission, se retourna vers ses courtisans et dit : « Ils ne se tairont que quand j'aurai fait couper la tête à quelques-uns d'entre eux. » Cette parole grosse de menaces ne devait pas être perdue. Le lendemain un chef se présenta devant la reine, au palais : » Je suis venu demander une grâce à votre majesté, » s'écria-t-il tout d'abord avec l'accent d'un homme en proie à une violente agitation intérieure. « Que votre majesté me fasse donner une lance, une lance brillante et bien aiguisée ! » Interrogé sur le motif de cette étrange requête, le solliciteur entama une longue harangue à l'effet d'expliquer qu'il venait de voir outrager les dieux gardiens de la patrie et la mémoire des ancêtres déifiés de la reine elle-même ; ce crime qui allait priver la nation de la protection de ses dieux, avait été commis *sous l'influence des étrangers*. Déjà, disait-il, le peuple délaissait les coutumes de ses pères ; son cœur n'était plus à la reine ; les étrangers, par leurs enseignements et leurs livres, avaient gagné à leurs intérêts une foule de personnages haut placés, des fonctionnaires civils et des officiers de l'armée, des fermiers et des paysans, et un nombre considérable d'esclaves ; tout cela n'était qu'un vaste complot, destiné à préparer le débarquement d'une armée étrangère ; les missionnaires n'avaient qu'un mot à prononcer et c'en était fait de l'empire des Hovas. Après avoir continué longtemps sur ce ton, l'orateur termina en déclarant que, quant à lui, il ne voulait pas vivre pour voir le malheur de son pays, pour voir les esclaves ameutés contre leurs maîtres, et il demandait une lance pour se percer le cœur avant cette heure fatale.

L'effet de cette scène fut instantané et profond. L'étincelle tombait sur de l'amadou. Le fanatisme et le courroux de la reine ne connurent plus de ménagement. La musique, les danses et les plaisirs de toute espèce, cessèrent immédiatement pour faire place à un recueillement lugubre qui se prolongea quinze jours durant, comme si un désastre national avait tout à coup frappé le pays. Pendant ce temps les mesures les plus rigoureuses furent prises pour la suppression immédiate et définitive du Christianisme. Le 26 février, Ranavalo communiqua aux missionnaires sa volonté souveraine, qu'ils eussent à s'abstenir désormais de tout enseignement religieux, et le premier mars, dans une grande assemblée populaire, convoquée de tous les points du royaume, en présence de quinze mille soldats sous les armes, fut fulminé le fameux *Kabary* ou édit royal, qui supprimait l'exercice de la religion chrétienne dans toute l'étendue des possessions Hovas. Ce document caractéristique fut publié au son d'une musique guerrière et à grand renfort de salves d'artillerie. Nous verrons plus loin quels en furent les tristes effets.

Peu de temps après, les missionnaires et leurs précieux auxiliaires, les artisans chrétiens, furent contraints de quitter l'île; et ils étaient à peine partis que les persécutions commencèrent contre les indigènes convertis. Bientôt la reine interdit à ses sujets, sous les peines les plus sévères, la sortie du territoire Madécasse; enfin, en 1845, décidée, il paraît, à en finir d'un seul coup avec les étrangers, elle prétendit appliquer les lois indigènes aux traitants Européens établis à Madagascar, et qui depuis quatre ou cinq ans pouvaient se croire tolérés, ou du moins oubliés par les chefs politiques de de la nation Hovas. Le 13 mai, les résidents français et anglais et les habitants de Tamatave furent convoqués chez le grand Juge par ordre de la Reine, pour entendre la lecture du décret suivant :

« A partir de ce jour, tous les habitants et » commerçants seront tenus de prendre la loi » malgache faite en ce jour, concernant les » étrangers; c'est-à-dire de faire toutes les cor- » vées de la Reine, d'être assujétis à tous les » travaux possibles, même ceux que font les » esclaves, de prendre le *Tanghin* lorsque la » loi les y oblige, d'être vendus et faits esclaves » s'ils ont des dettes, d'obéir à tous les officiers » et même au dernier des Hovas, ne leur ac- » cordant aucune des prérogatives que la loi » malgache accorde à ses sujets; de ne sortir de

» Tamatave sous aucun prétexte, et de ne faire
» aucun commerce avec l'intérieur de l'île.
» Quinze jours de réflexion sont accordés aux
» traitants et commerçants; si à ce terme ils
» n'ont pas accédé, leurs clôtures seront brisées,
» leurs marchandises livrées au vol et au pil-
» lage, et eux-mêmes seront embarqués sur le
» premier navire qui se trouvera sur rade. »

Toutes les observations que purent faire les victimes de cet ordre inique n'eurent aucun résultat. Les Hovas, se contenta-t-on de leur répondre, étaient maîtres d'agir chez eux comme bon leur semblait.

Les quatorze, quinze et seize mai, dit M. Barbié du Bocage, auquel nous empruntons ces détails, les Hovas firent de nouvelles sommations accompagnées de tout ce qui, en fait de menaces et de violence, pouvait intimider les Européens; et leur détermination de chasser les étrangers de leur île était si bien prise, que l'arrivée devant Tamatave, des navires français le *Berceau* et la *Zélée* et la corvette anglaise le *Conway*, ne put les en faire changer. Ils forcèrent les traitants à s'embarquer immédiatement et donnèrent aux marins français et anglais le triste spectacle de l'entière dévastation des propriétés Européennes. Les commandants des vaisseaux, ayant vainement protesté contre de pareils actes, se virent forcés de recourir aux armes, et les trois navires ouvrirent le feu contre la ville, où l'incendie ne tarda pas à se déclarer, trois cent vingt hommes de troupes furent alors mis à terre, ils repoussèrent l'ennemi de presque tous les points qu'il occupait et pénétrèrent dans le fort. Là les munitions leur ayant manqué pour enlever une enceinte intérieure en maçonnerie, ils regagnèrent leurs vaisseaux battant en retraite, l'arme au bras, dans le meilleur ordre, quoique sous un feu très-vif. Les Hovas perdirent dans ce combat trois ou quatre cents hommes. Nous eûmes de notre côté à déplorer la mort de quinze français dont trois officiers. Nous eûmes en outre quatorze blessés. Les anglais comptèrent quatre morts et douze blessés. Malheureusement le manque de munitions n'ayant pas permis de retours offensifs pendant la retraite, les corps des braves tombés sur le champ de bataille restèrent au pouvoir de l'ennemi; et, dès le lendemain, les marins des deux nations purent apercevoir les têtes de leurs infortunés camarades fixées au bout de sagaies plantées en terre et échelonnées sur le rivage.

« Une pareille barbarie demandait une éclatante vengeance; mais les commandants des navires n'ayant ni les ordres, ni les forces nécessaires pour entreprendre un nouveau débarquement durent renoncer, pour le moment, à toute manifestation armée et se contenter d'en référer à leurs gouvernements respectifs... »

A la suite de ces faits, les autorités politiques d'Antananarivo prohibèrent toute exportation des produits indigènes, et le commerce des bestiaux, si important pour la Réunion et pour Maurice, fut anéanti.

» La nouvelle des événements de Tamatave, poursuit le même écrivain, souleva en France l'indignation générale, et l'opinion publique s'étant émue de l'ignoble insulte faite à notre drapeau par une tribu de barbares, le ministre se décida à vider définitivement la question de Madagascar et à envoyer dans cette île, sous le commandement du général Duvivier, une expédition capable de rétablir la prépondérance française; mais les chambres guidées par une opposition aussi absurde qu'ignorante des faits, pour laquelle c'était un parti pris de s'opposer à tous les actes du gouvernement, et qui sacrifiait l'honneur du pays à un succès de tribune, empêchèrent l'expédition d'avoir lieu. Les fonds nécessaires furent refusés, malgré les protestations de MM. Guizot et de Mackau. A la nouvelle de ce refus, le conseil colonial de Bourbon rédigea successivement deux adresses au roi dans lesquelles, avec l'accent de la conviction, il rappelait au souverain l'importance de la question de Madagascar; mais une nouvelle révolution dans la métropole fit encore une fois oublier cette grande île. »

Cependant, à cette même époque de 1848, où nos discordes civiles nous empêchaient de songer à nos établissements coloniaux, les anglais, désireux de ressaisir à Madagascar leur influence perdue essayèrent de renouer avec la cour Madécasse des relations d'amitié; ils échouèrent toutefois dans cette tentative et six ans d'écoulèrent avant que les difficultés pussent être enfin aplanies.

Pendant ce temps, les persécutions ordonnées par le gouvernement de la reine contre les chrétiens étaient loin de se ralentir. Mais les résultats ne répondirent pas exactement à l'attente de ceux qui les avaient provoquées. Le sang des martyrs féconda si bien la semence de la foi, qu'en 1846, le propre fils de la reine, jeune homme de dix-sept ans, se fit baptiser, et que depuis lors il est resté fidèle à la religion du Christ. Son exemple amena aussi la conversion d'un chef du plus haut rang, le prince Ramonja, cousin de l'héritier présomptif, fils de la sœur de Ranavalo elle-même.

Malgré le triste état des choses depuis 1845, des rapports avaient été maintenus entre les chrétiens de Madagascar et leurs compatriotes et coreligionnaires réfugiés à l'île Maurice. Par eux, on apprit en 1852, dans cette dernière île, qu'il se préparait des changements favorables dans la politique madécasse. Informée de ces bruits, la Société des missions de Londres jugea tout d'abord de la plus haute importance de se renseigner d'une manière exacte, en dépêchant un de ses membres sur les lieux. La personne qui fut choisie est l'auteur de la relation dans laquelle nous avons puisé une partie de nos renseignements.

« Au commencement de l'année 1853, écrit le révérend William Ellis, je fus invité, concurremment avec M. Cameron, alors résidant au cap de Bonne-Espérance, à me rendre à Madagascar, pour vérifier autant que possible l'état actuel des habitants et sonder les vues du gouvernement. Les Madécasses étaient bien connus de M. Cameron, et depuis longtemps ils m'intéressaient au plus haut point, non-seulement à cause des circonstances particulières dans lesquelles ils se trouvaient, mais à cause aussi des nombreux rapports de ressemblance qu'il y avait entre eux et les insulaires de la mer du Sud, parmi lesquels j'avais passé les années de ma jeunesse. Je ne demandais donc pas mieux que de consacrer toute mon énergie à une œuvre qui, aux yeux de beaucoup de gens, semblait pleine de promesses. Le 14 avril 1853, je m'embarquai à Southampton à bord du vapeur à hélice *Indiana*, de 1800 tonneaux, et le lendemain, après avoir chargé les dépêches à Plymouth, nous portions au large. »

Le 26 mai, notre missionnaire prenait au Cap son collègue, M. Cameron, et dans l'après-midi du 7 juin, l'*Indiana* laissait tomber l'ancre dans le havre de Port-Louis, à l'île Maurice, un peu plus de sept semaines après son départ d'Angleterre. Le premier soin des deux amis fut de s'enquérir de la situation des affaires politiques et des esprits à Madagascar. Les rumeurs les plus contradictoires régnaient à ce sujet, selon les uns, la reine était morte, et son fils venait de lui succéder ; selon les autres, le prince avait abjuré la religion chrétienne et était monté sur le trône par suite de l'abdication de la reine. Le plus grand nombre affirmaient que rien n'était changé à Madagascar, et que le gouvernement augmentait les défenses de la côte, dans l'appréhension d'une invasion anglo-française. Cependant le désir le plus ardent des habitants de Port-Louis était de voir les relations commerciales rétablies entre leur île et Madagascar. Dans ce but, la Chambre de commerce avait rédigé une adresse à la reine Ranavalo, adresse revêtue des signatures de deux ou trois cents des plus notables habitants de Maurice. Puis un schooner avait été frété pour porter la missive à Tamatave. C'est sur ce petit bâtiment, le *Grégorio* que MM. Cameron et Ellis prirent passage le 11 juillet. Une traversée de huit jours les porta sur le rivage madécasse. Les premiers objets qui frappèrent leurs regards, pendant que le bâtiment prenait son mouillage, furent les perches ou sagaies au bout desquelles étaient encore fixées les crânes blanchis des marins français et anglais tués dans le débarquement de 1845.

II

Le mouillage de Tamatave est une rade protégée par quelques récifs, mais exposée aux vents d'est et du nord. Le village est bâti sur une langue de terre de trois ou quatre cents mètres de large, couverte de buissons et semée de quelques grands cocotiers. Les seules maisons de quelque importance sont celles des résidents étrangers et des officiers hovas ; les autres ne sont que de pauvres cahutes en assez mauvais état. La population est d'environ trois mille âmes ; mais à l'époque de l'arrivée du *Grégorio*, presque tous les hommes étaient à dix ou douze kilomètres de là, à Hivondron, où l'on s'occupait de bâtir un fort.

Le schooner était à peine à l'ancre, que l'officier du port vint à bord accompagné de trois ou quatre indigènes drapés dans leurs vastes *lambas* ou burnous blancs. Le *lamba* qu'on appelle aussi *sim'bou* est la toge des Madécasses ; « c'est une pièce d'étoffe d'environ quatre aunes de long sur trois de large. Ils s'en drapent à la manière des Grecs et des Romains ou le portent roulé en ceinture au-dessus du seidik lorrqu'ils veulent avoir leurs mouvements libres. Le costume des Malgaches de la côte orientale est le même partout, à de légères différences près dans la qualité des vêtements et dans la façon de les porter. Le principal et souvent l'unique vêtement des habitants de cette côte est le *sadik* ou *seidik*, pièce de toile large d'une demi-aune et longue d'une aune. Ils l'attachent négligemment autour des reins, en ramènent les deux bouts entre leurs jambes et après les avoir fixés dans les plis de la ceinture, les laissent pendre l'un en avant, l'autre en arrière, sans dépasser le genou; quelquefois les deux extrémités du seidik sont réunies en avant comme un tablier. Les chefs s'en entourent ordinairement le corps sans en relever les bouts entre les jambes. — Les femmes portent le seidik, mais plus long que celui des hommes; elles se drapent aussi du *sim'bou* mais souvent elles s'en enveloppent entièrement jusque sous les bras. C'est ainsi qu'on les voit sortir le matin. Vers une heure après-midi elles se revêtent d'une espèce de corsage ou *Kanezou*, dont les manches descendent jusqu'au poignet et qui leur serre tellement la poitrine et les bras, qu'il est très-difficile de l'ôter sans le déchirer : elles le jettent lorsqu'il est sale, préférant en faire un neuf que de le laver. Le seidik ne se joint point à cette espèce de spencer et leur laisse tout le tour du corps à découvert sur une largeur d'environ un pouce : le sim'bou se porte alors comme un châle. — Les *Satouks*, coiffure commune aux deux sexes et assez semblable pour la forme au bonnet de nos avocats, sont des toques en jonc ; elles sont toujours plus larges que la tête et par conséquent fort incommodes, aussi ne s'en coiffe-t-on que pour se préserver du soleil. Depuis Augoucy jusqu'à Manauzari seulement, c'est-à-dire sur les points de Madagascar les plus fréquentés par les blancs, les femmes dans l'aisance et les élégants *Barapip'*, espèce de fats aimés de la population féminine, portent aux oreilles de grands anneaux d'or et des colliers en cheveux, que l'on expédie des îles Maurice et Bourbon. Les *bokhs* ou broches en or de la dimension d'un écu de trois francs et légèrement bombés se placent sur le devant du kanezou et sur une ligne verticale (1). » Le fonctionnaire en question

(1) Leguével de Lacombe. *Voyage à Madagascar et aux îles Comores*, précédé d'une notice géog. sur Madagascar par Eug. de Froberville. — Cité par A. Tardieu. *Encyclop.* moderne.

venait s'informer du but de la visite du bâtiment. Il parlait passablement l'anglais et exposa immédiatement aux deux missionnaires ses théories politiques sur la conduite de la France et de l'Angleterre envers Madagascar en 1845. Faire la guerre à un peuple parce que ses lois ne nous conviennent pas lui semblait une énormité. En 1837 il avait fait partie de l'ambassade madécasse envoyée en Europe; il avait visité la France et l'Angleterre, et il savait que chacun de ces pays exigeait soumission à ses lois de la part de l'étranger qui voulait y résider. Or, les lois de sa souveraine, à lui, étaient les lois de Madagascar ; quiconque, par conséquent, désirait habiter l'île, devait s'y soumettre.

MM. Cameron et Ellis n'essayèrent point de répondre à ces arguments, mais ils profitèrent de la circonstance pour se renseigner sur l'état du pays et de ses habitants; puis ils firent passer au gouverneur de la place une lettre qu'ils écrivaient directement à la reine pour lui demander la permission de faire à la capitale une visite de pure amitié. M. Cameron écrivit en même temps à ses amis de Tamatave pour les informer de son projet de voyage à Antananarivo.

Le lendemain matin les deux Anglais reçurent du gouverneur l'invitation de se rendre à terre, invitation qu'ils ne se firent pas répéter. En quittant leur canot, ils se virent accueillis avec cordialité par les officiers venus à bord la veille, qui les conduisirent, à travers la foule des curieux, au bâtiment de la douane situé à peu de distance. Cet édifice est une construction indigène; c'est une espèce de hangar de 30 ou 40 pieds de long sur autant de large. Ses murs, hauts d'une douzaine de pieds, sont formés de poteaux enfoncés en terre à distances inégales et reliés entre eux par les longues ou fortes tiges du *Ravenala* ou *arbre du Voyageur*, serrées debout les unes contre les autres. Des feuilles du même arbre recouvraient le toit; l'écorce battue servait de parquet. Des bancs fixes régnaient tout autour de la salle à l'intérieur. Nos missionnaires firent là une halte durant laquelle le capitaine ou patron du port, ne tarit pas de questions sur la France et l'Angleterre et sur les personnages qu'il y avait vus, lord Palmerston entre autres. Les théâtres paraissaient surtout avoir fait sur lui une vive impression. La politique revenait aussi assez souvent dans la conversation, et autant pour causer plus à l'aise que pour faire politesse aux voyageurs, le digne officier les invita à venir dans son habitation, située un peu plus loin. Cette maison était, comme la douane, d'architecture toute madécasse. Elle occupait le centre d'un vaste enclos cultivé qui renfermait, en outre, les habitations des personnes attachées au propriétaire et les huttes de ses esclaves.

C'était le premier intérieur indigène que visitait M. Ellis à Madagascar. « Les murs étaient tendus d'étoffe de *rofia* et une belle natte couvrait le plancher. Une couchette à quatre pieds, garnie de nattes finement tissées, meublait un des coins de la chambre ; au coin opposé étaient rangés les ustensiles de cuisine. Les autres parties de la pièce étaient occupées par des sacs de riz et de provisions, ainsi que par des matériaux propres à faire des nattes; enfin çà et là étaient appendues des armes madécasses et européennes. Au centre, sur une table recouverte d'une nappe blanche, étaient servis des rafraîchissements. Des chaises et des siéges indigènes, faits en nattes et ressemblant à de hautes ottomanes carrées, complétaient l'ameublement. » Plusieurs femmes travaillaient dans un coin de la pièce quand les Anglais y entrèrent; elles se retirèrent dès que parut le chef. Une fois tout le monde assis, la conversation reprit son cours, mais elle ne tarda pas à être interrompue par l'arrivée d'un nouveau personnage, dans lequel on reconnaissait, dès l'abord, un haut fonctionnaire de la ville. C'était un homme de haute taille, de cinquante à soixante ans, ayant le type des insulaires de la mer du sud. Son costume se composait d'une chemise de couleur à grand col rabattu, couverte d'un beau *lamba* de soie ; ce vêtement, aux bords frangés de jaune, et d'écarlate, et dont le centre était rayé de larges bandes jaunes, roses, rouges et pourpres, retombait en longs plis autour du corps de l'insulaire. Une casquette de drap bleu galonnée d'or, avec une visière brodée d'argent, couvrait sa tête. Deux épées, l'une semblable à une grande *latte* de cavalerie, l'autre plus mince et plus courte, étaient portées par des suivants. Le maître de la maison le présenta sous le nom de Rainibehevitra *(Père des Grandes Pensées)* ; c'était le premier juge de Tamatave, et le second en grade des fonctionnaires de la ville. Le magistrat madécasse tendit la main aux deux Anglais et leur annonça qu'il venait de la part du gouverneur leur souhaiter la bienvenue et leur exprimer son regret de ne pas pouvoir les recevoir immédiatement. Il se mêla alors à la conversation générale. Mais quand, au bout de quelques instants, il ne resta plus dans la maison que les principaux officiers, il s'informa mystérieusement du but de la visite des voyageurs européens et demanda s'il était vrai, comme on le prétendait dans l'île, que l'Angleterre armait des flottes contre Madagascar. Cette éventualité de guerre avec l'Angleterre ou la France était du reste, à cette époque, la grande préoccupation des chefs indigènes de la côte, et nous verrons plus loin que les habitants de la capitale n'étaient point exempts de tout souci à cet égard. MM. Cameron et Ellis ne quittèrent point le digne juge sans l'avoir complètement rassuré à cet égard. Avant de retourner à bord, ils allèrent faire visite à un négociant français, M. Provint, établi à Tamatave, et chez lequel ils trouvèrent l'hospitalité la plus gracieuse.

Telle fut la première journée que M. Ellis passa sur la terre madécasse. Les suivantes lui ressemblèrent beaucoup. En somme, les rapports des deux missionnaires avec les fonctionnaires indigènes n'avaient rien que de très-agréable; ils donnent une très-bonne opinion de la sociabilité des habitants de Tamatave, chez lesquels, du reste, on retrouve encore des traces des mœurs françaises et un assez grand nombre d'individus qui parlent passablement notre langue.

Quelque courte que fut la première visite de notre anglais à Madagascar, certains traits de mœurs, certaines coutumes ne manquèrent pas de le frapper. « Une chose que je remarquai tout d'abord, dit-il, et qui me divertit beaucoup, c'est la manière dont les chefs et le peuple en général, satisfont leur goût pour une substance qui ressemble à du tabac à priser, composition indigène dans laquelle, outre la feuille du tabac pulvérisée, il entre d'autres ingrédients, tels que du sel et les cendres d'une herbe du pays. Ce mélange se vend régulièrement sur les marchés. La suite de chaque chef ou officier de quelque rang comprend un individu spécialement chargé de porter ce que nous pourrions appeler la « tabatière » du maître. Ceux des officiers qui sont attachés au service d'un supérieur, ou qui ne sont pas accompagnés de leurs esclaves, portent cet objet de luxe dans une partie de leur vêtement, souvent accroché à la ceinture et caché sous les plis de leur *lamba;* et plus d'une fois il nous arriva de rencontrer un voyageur presque complètement nu ayant sa tabatière pendue au cou. Lors de notre première entrevue avec le chef chez lequel nous étions en ce moment, chaque fois qu'il désirait user de l'agréable stimulant, l'esclave qui se tenait ordinairement accroupi derrière lui, présentait un petit bambou creux de dix à douze pouces de long et de moins d'un pouce de diamètre, parfaitement poli et orné d'anneaux. Au bout de ce tube était ajusté un morceau circulaire de canne ou de bois attaché à un long gland de soie. Quand l'esclave avait ôté ce bouchon ou couvercle de forme ingénieuse, le chef prenait le tube, versait une légère quantité de poudre, environ une demi-cuillerée à café, dans la paume de sa main ; puis, par un mouvement rapide et plein d'adresse, il faisait passer le tabac sur sa langue, sans que ni la main ni son contenu effleurassent seulement ses lèvres. Je ne me rappelle pas avoir jamais vu d'indigène fumer ; mais ce mode d'employer le tabac, que je viens de décrire, est général ; et, bien que certaines gens aient une manière différente de se le mettre dans la bouche, l'habitude est de se le lancer sur la langue comme je viens de l'expliquer. »

L'incident suivant peint mieux que de longues périodes la circonspection et la prudence que les indigènes, restés fidèles au Christianisme, sont obligés d'apporter dans leurs rapports avec les étrangers et l'état d'appréhension perpétuelle dans lequel ils vivent. « Nous reçûmes un jour, dit M. Ellis, la visite d'un indigène *ami*, un de ceux que nous nous attendions à voir. » (Il est bon de prévenir le lecteur, que quand le missionnaire anglais parle des Madécasses chrétiens, il le fait toujours avec toute la réserve que commandent les circonstances spéciales, qui sont encore à cette heure le lot de ces malheureux persécutés). « Quand il parut sur le seuil de la pièce où nous nous tenions, il promena sur chacun de nous un regard profondément scrutateur, puis il avança, et nous tendit la main presque machinalement. Je remarquai alors sur toute sa personne une expression que je n'avais jamais vue à aucun être humain. Ce n'était pas de l'extase, ce n'était pas de la terreur, le mélange de ces deux sentiments se trahissait cependant en lui à la profonde impression qu'il paraissait éprouver. Pendant toute l'entrevue, qui fut longue, il donnait les signes d'un étrange malaise mêlé d'une évidente satisfaction, et qu'il serait difficile de peindre. Il ne serait pas prudent de mentionner ici son nom ni son rang, pas plus que de parler en rien du sort actuel de quelques-uns de ses plus intimes amis, ni de la fin tragique de certains autres. Il nous arriva plus d'une fois de voir d'autres indigènes affectés au point de ne pas pouvoir retenir leurs larmes, en découvrant qu'il nous était impossible de leur donner ce qu'ils attendaient de nous et ce qu'ils appelaient de leurs vœux depuis si longtemps. Je rencontrai un jour chez un digne commerçant de nos amis, un chef indigène qui, après m'avoir demandé des nouvelles de plusieurs des anciens missionnaires de Madagascar et m'avoir dit qu'il avait été l'élève de l'un d'eux, me prit la main et la pressant dans les deux siennes, m'exprima en français tout le plaisir qu'il avait de me voir, ajoutant dans les termes les plus vifs et les moins équivoques, qu'il souhaitait que la bénédiction de Dieu descendit sur moi. Quand il nous eut quitté, je demandai à mon hôte qui était ce personnage ou *ce qu'il* était. Il me répondit qu'il l'ignorait; tout ce qu'il savait, c'est qu'il venait de l'intérieur de l'île et n'était à Tamatave que depuis peu. »

Les vêtements de la majorité du peuple n'indiquaient point à cette époque une prospérité grande, et les habitants de la côte souffraient évidemment beaucoup de l'interruption de leur commerce avec Maurice et la Réunion. Aux Betsimasarakas, indigènes de cette partie de l'île, race vigoureuse, semblaient être exclusivement dévolus les plus rudes travaux, et un très-grand nombre d'entre eux étaient esclaves. M. E. de Froberville n'a pas une opinion très-haute des Betsimasarakas : « Ils ont, dit-il, tous les vices de la civilisation sans en avoir les qualités. Cinquante hovas suffiraient pour les mettre tous en fuite, tant ils sont paresseux et lâches. Menteur par habitude et rampant par intérêt, le Betsimasaraka se prosterne aux pieds du premier blanc qui possède une bouteille d'arack ou une aune de toile de coton, et lui prodigue les épithètes les plus adulatrices : il l'appelle son maître, son roi, son Dieu, et promet de le servir jusqu'à la mort; mais à peine a-t-il obtenu les objets de sa convoitise qu'il va rire avec ses camarades de la sotte crédulité de celui qui vient de céder à ses prières et à ses protestations de dévoûment..... Ils aiment à pérorer et sont plus habiles à manier la parole que le javelot national; ils n'aiment dans la guerre que ces *Kabars* solennels, où les orateurs déploient dans de longues harangues les richesses de leur imagination, et celles d'une langue admirablement harmonieuse (1). »

Les Hovas, leurs conquérants et leurs maîtres, déployaient en toutes circonstances l'activité, l'intelligence, l'esprit d'entreprise particuliers à leur caractère, et exerçaient partout les prérogatives du vainqueur; toutefois, au dire de M. Ellis, le travail exigé des esclaves n'est excessif que lorsqu'ils sont employés par l'Etat, et la rareté des vivres ne se fait guère sentir dans la contrée. Les familles, cependant, n'y sont pas nombreuses; à peine compte-t-on deux ou trois enfants dans chacune d'elles. La reprise du commerce avec les colonies françaises et anglaise était la chose que le peuple désirait le plus; mais le gouvernement semblait avoir bien plus à cœur de soumettre les tribus soulevées ou indépendantes que de développer les ressources du commerce extérieur.

Quand le temps était beau, nos voyageurs passaient à terre la plus grande partie de la journée, et M. Ellis se livrait à sa passion pour

(1) *Notice géog. et histor. sur l'île de Madagascar*. Ouvr. cité.

la botanique en recueillant les plus rares échan tillons de la flore madécasse. Mais le plus souvant la pluie les retenaient à bord, et comme la cabine du schooner n'était rien moins que confortable, ils commençaient à trouver que la réponse du gouvernement central à leur lettre se faisait bien attendre. Cette réponse arriva cependant quinze jours après le départ de leur pétition pour Antananarivo. Si elle ne contenait pas positivement un refus, les missionnaires n'en furent guère plus avancés : la missive de la reine expliquait avec toute la politesse possible que les affaires de l'Etat réclamaient beaucoup de temps, qu'il n'était pas permis de s'occuper d'autre chose, et qu'enfin les deux étrangers feraient sagement de ne pas attendre et de quitter l'île, de peur d'être pris par les fièvres. Si peu favorable que fût cette réponse, les amis de MM. Cameron et Ellis à Tamatave en tirèrent bon augure pour l'avenir.

Il n'y avait donc plus qu'à reprendre la mer. Toutefois, avant de remettre le cap sur Maurice, nos missionnaires passèrent encore quelques jours à Tamatave, où l'appareil photographique de M. Ellis fit merveille. C'était, parmi les fonctionnaires indigènes, à qui obtiendrait la faveur de poser devant l'instrument magique. Aussi, l'heure du départ de son savant et heureux possesseur arriva-t-elle trop tôt à leur gré. Le 8 août, dans la soirée, le *Gregorio* mettait à la voile, et, le 1er septembre, après une pénible traversée de vingt-quatre jours, le petit schooner entrait dans la rade de Port-Louis.

III

Nous laisserons le révérend M. Ellis aux paisibles occupations de son séjour de neuf mois à l'île Maurice, et nous ne reprendrons sa relation qu'au moment où, dans le courant de juin 1854, il se rembarqua pour un second voyage à Madagascar. Auparavant, disons cependant en quelques lignes comment, dans l'intervalle, le gouvernement madécasse consentit à renouer ses relations commerciales avec la colonie anglaise. Le voyage du *Gregorio* avait appris aux colons de Maurice que la reine de Madagascar demandait 15,000 dollars d'indemnité avant d'entamer aucune négociation. La somme fut bien vite souscrite, et M. Cameron, que sa connaissance de la langue madécasse et ses relations avec Madagascar rendaient particulièrement propre à traiter une affaire de cette nature, fut invité par le commerce de Maurice à se rendre à Tamatave avec M. Mangeot, négociant de Port-Louis, pour payer la somme demandée, et traiter avec les autorités indigènes de la reprise des rapports commerciaux. La petite ambassade, partie de Port-Louis à bord du *Nimble* le 10 octobre, y rentrait le 19 novembre, après avoir accompli sa mission avec tout le succès désirable, et rapportait le document suivant, signé du secrétaire du gouvernement à Antananarivo.

« Antanarivo, 23 asoratany 1854 (23 octobre 1853).

« *A messieurs J. Cameron et A. Mangeot, et aux personnes qui les ont envoyés payer la somme stipulée pour l'offense commise par William Kelly et Romain Desfossés, et leurs compagnons, à bord de trois navires.*

« J'ai à vous informer que j'ai parlé à nos officiers supérieurs, et que nos officiers supérieurs ont parlé à notre reine au sujet des 15,000 piastres qu'il a été proposé que vous payez en raison de l'offense commise par Romain Desfossés et William Kelly et leurs compagnons à bord de trois navires, sur votre déclaration que le paiement de cette somme ne vous donne aucun droit, ni sur le territoire ni sur le royaume.

« Or, en ce qui regarde les 15,000 piastres, nos officiers supérieurs ont ordonné de recevoir l'argent; nous le recevrons donc, et le commerce sera ouvert.

« Et ainsi le commerce sera ouvert. Comme les droits de douane n'appartiennent à personne autre que la reine de Madagascar, nous percevrons les droits de douane sur les importations et sur les exportations, comme ci-devant; car nous ne changeons rien.

« En ce qui concerne l'exportation d'esclave outre-mer, Radama n'était pas partisan de ce trafic, et notre reine n'a apporté aucun changement à cet égard. En conséquence, nous ne pouvons exporter d'esclaves outre-mer.

« Et ceci vous a été dit aussi : Un certain Européen, un Français a pris possession d'une portion de terre à Ibaly, pour servir de port pour recevoir des navires, et où il réside, et a contruit une maison et un magasin. Nos officiers supérieurs ont, en conséquence, envoyé des soldats pour le chasser au-delà de la mer. Nous ne le mettrons pas à mort ; mais sa propriété sera confisquée comme provenant de notre dépouille ; car il s'est emparé d'un port. Mais, quoique nous ayons dit que nous ne le tuerons pas, cependant, s'il tue quelqu'un de nos soldats, les soldats le tueront. Ét ceci vous est dit pour que vous ne veniez pas dire : Pourquoi, après l'ouverture du commerce, détruisez-vous de nouveau les propriétés des Européens ?

« Et l'on vous a dit encore : Si un Européen débarque à un endroit du territoire de Madagascar où il n'y ait point de poste militaire, et en prenne possession pour en faire un port, cette conduite constituera une agression, et sa propriété sera confisquée à notre profit, et lui-même sera chassé au-delà de la mer.

« Et il vous a été dit aussi que, par la raison que chaque souverain a établi la loi du pays qu'il gouverne — que ce soit notre souverain ou le vôtre — les choses que chez nous nous ne vendons pas ne doivent pas être emportées à bord de navire sur la mer ; et quant aux choses que vous ne vendez pas, il est bien entendu que vous n'avez pas besoin de venir les mettre en vente.

« Adieu, salut, etc., à vous,

« Ainsi dit.

« *Signé :* RAINIKICTAKA.

« 13e *Honneur, officier du palais.* »

La nouvelle de cet heureux arrangement fut accueillie de part et d'autre avec de grandes démonstrations de joie. Elle fut saluée à Tamatave par l'artillerie du fort, et un banquet fut offert à MM. Cameron et Mangeot et aux résidents étrangers. Pour prouver que le commerce était bien réellement rétabli, le *Nimble* ramenait à Maurice une cargaison de quatre-vingt-treize bœufs. De leur côté, trois navires français, qui attendaient en rade la conclusion des négociations, prirent immédiatement à leur bord un chargement de bestiaux pour la Réunion. Enfin, quelques semaines plus tard, le gouvernement madécasse, désireux de montrer son bon vouloir envers le gouvernement britannique, envoyait complimenter le gouverneur de Maurice et le prévenir qu'il pouvait désormais enlever les crânes des soldats européens qui figuraient toujours comme trophées devant le fort de Tamatave et les faire enterrer comme il lui conviendrait. Le gouverneur, en conséquence, envoya dans ce but un sous-officier à Tamatave; mais quand celui-ci arriva, les Français avaient pris les devants, et, par leurs soins, les restes de nos compatriotes et ceux des Anglais tués en 1845 avaient reçu la sépulture à l'île Sainte-Marie.

IV

Le premier séjour de M. Ellis à Madagascar avait été trop court pour lui permettre d'atteindre le but qu'il s'était proposé à son départ d'Europe. Aussi n'était-ce pas sans esprit de retour que le missionnaire anglais avait quitté la côte madécasse, et n'avait-il pas renoncé à visiter la capitale de l'île. Peut-être, d'ailleurs, les amis dont il était en quelque sorte le mandataire avaient-ils plus d'intérêt qu'il ne veut le laisser paraître à ce qu'il entrât en rapport direct avec les gouvernants du pays.

Le 8 juin 1854, au plus fort du choléra qui, cette année-là, décima la population de Maurice, M. Ellis prit passage à Port-Louis sur le *Nimble* en destination de Tamatave. « J'avais traversé providentiellement le fléau, écrit-il, et l'époque que j'avais fixée pour retourner à Madagascar était arrivée. » Le voyage fut rapide. Quatre jours après son départ, le *Nimble* entrait dans la baie de Tamatave. Ce ne fut, toutefois, qu'après une quarantaine d'une semaine suffisamment justifiée par la crainte de l'épidémie qui régnait à l'île Maurice, que notre voyageur put descendre à terre. Il s'installa dans une habitation neuve et parfaitement saine que le propriétaire, M. Provint, s'empressa de mettre à sa disposition. M. Ellis y était à peine depuis un jour, occupé à déballer ses fioles pharmaceutiques et les produits chimiques nécessaires à ses opérations photographiques, bagage qui, par parenthèse, lui avait valu immédiatement de passer pour médecin aux yeux des officiers de la douane, quand un messager vint lui demander des médicaments pour un chef du voisinage. M. Ellis, qui, comme la plupart des missionnaires, possède des connaissances médicales, se rendit immédiatement auprès du malade.

« Je fus frappé, dit-il, de l'aspect nouveau que cette visite m'offrait de la vie sociale des

Madécasses. Je trouvai le malade non pas dans la large et confortable maison garnie de portes et de fenêtres, aux murs tapissés de nattes, au plancher parqueté, qu'il occupait habituellement, mais dans une hutte basse située dans le même enclos. Après avoir franchi la porte extérieure, je pénétrai dans une chambre d'environ 20 pieds de long sur 12 de large dont les murs avaient à peu près 5 pieds de haut, et qui était close tout à l'entour sans porte ni fenêtres. A peu près au centre de cette pièce, était une espèce de foyer élevé, entouré de pierres, sur lequel brûlait un feu de bois. La chambre était faiblement éclairée par une lampe de construction indigène fixée dans le sable de l'âtre. La lampe elle-même était une curiosité : elle consistait en une verge de fer de deux à trois pieds de long, amincie en pointe au bout enfoncé dans le sable, et portant à l'autre bout une coupe que surmontait un crochet. La coupe contenait de la graisse fondue, dans laquelle trempait une mèche allumée de coton tordu, et au-dessus de la flamme pendait, attaché au crochet, un morceau de graisse de bœuf, qui, à mesure qu'il fondait, remplissait la coupe placée au-dessous. Le chef était couché sur des nattes étendues à côté du foyer. Sa femme était assise près de la porte; elle travaillait à tresser une natte d'un goût charmant. Une esclave était occupée, dans la pièce extérieure, à chasser des volailles et et les cochons, à mesure qu'ils s'approchaient, et une autre petite esclave accroupie par terre attisait le feu. Le chef me dit qu'il s'était retiré dans cette cabane basse et étroite pour y avoir plus chaud : le thermomètre à cette époque était généralement entre 60 et 70° Fahrenheit (15 à 21° centigrades) à l'intérieur. Ce chef était officier du gouvernement. Pendant que nous conversions ensemble, entra un de ses adjudants ou aides de camp, porteur de deux lettres que, sur l'ordre du chef, il se mit à lire; un second ordre lui enjoignit d'y répondre. Alors le jeune homme alla chercher une boîte dans un coin de la chambre, apporta du papier, une plume et de l'encre, s'assit par terre, près de la lampe, les jambes croisées, posa sur son genou une main de papier dont il prit une feuille qu'il plia, puis le chef se souleva sur sa natte et commença à dicter. Quand la lettre fut terminée, le secrétaire la lut tout haut; après quoi brossant avec les barbes de sa longue plume la plante de son pied nu, il en fit tomber sur l'écriture fraîche, de peur qu'elle ne s'effaçât, le sable qui s'y était collé, plia la lettre et sortit pour l'aller porter à son adresse... » « Ce que je venais de voir, ajoute le narrateur, était pour moi un spectacle tout à fait nouveau et étrange, qui me donnait à réfléchir sur la manière dont la civilisation s'introduit chez les nations. Un peu plus de trente ans auparavant, la langue des Madécasses ne s'écrivait pas ; un indigène qui avait été élevé à Maurice était le seul homme qui sût écrire dans le pays, et il écrivait dans une langue étrangère (1) ; mais aujourd'hui, sans le

(1) Sans doute l'usage de l'écriture était excessivement peu répandu ; il existait pourtant, et la bibliothèque nationale possède quelques manuscrits madécasses. Il est vrai que la langue indigène n'avait pas d'alphabet qui lui fut propre et qu'avant l'introduction des caractères latins par les missionnaires anglais, l'écriture arabe était la seule en usage. C'est de l'alphabet arabe, dit M. Léon Vaïsse (*Encycloped. mod.*, art. Madagascar) « que se servent depuis longtemps les *Ombiasses*, sortes de sorciers et de charlatans, à la *fois* les savants et les littérateurs du pays. Ceux-ci ont fait subir aux caractères qu'ils emploient différentes altérations dont une consiste à marquer d'un point placé sous la lettre le *dal*, le *sad* et le *tha*, pour les mieux distinguer sans doute du *dzal*, du *dhal* et du *dha*, qui portent comme on sait, le même point en dessus. Les Malgaches modifient en outre la valeur de certaines lettres, donnant par exemple au *ya* initial la valeur du *z*. — L'usage d'une *écriture étrangère* a réagi sur la langue. En passant par l'alphabet arabe, le malgache a laissé se perdre des prononciations que ce caractère ne pouvait représenter, tandis qu'il a été souvent forcé d'en grouper plusieurs sous un même signe. D'un autre côté, les voyageurs nous apprennent que dans la plupart des mots écrits, les syllabes finales ne se prononcent pas et que l'on fait au contraire entendre dans la prononciation quelques lettres qui ne s'écrivent pas. L'écriture malgache se trouve en outre altérée par la nature des instruments graphiques dont on se sert, et par la matière sur laquelle elle est le plus souvent tracée c'est-à-dire l'écorce de l'*Avo*. Ces diverses circonstauces font que le déchiffrement d'un manus-

secours d'aucun des accessoires qui composent le pupitre ou le bureau d'un secrétaire, un jeune homme tout tranquillement assis sur l'aire d'une cabane basse et sombre, à 300 milles de la capitale du pays, tenant son papier sur son genou, reçoit et écrit scrupuleusement et avec facilité les ordres ou les instructions de son supérieur; et celui-ci, tout en reposant son corps malade sur les nattes qui tapissent un coin de sa hutte au toit de feuilles — la même qu'habitaient ses ancêtres à plusieurs générations de là — n'a qu'à exprimer ses désirs ou ses ordres pour qu'ils soient transmis à qui de droit aussi fidèlement et avec autant d'exactitude que la dépêche la plus régulière du bureau de poste du pays le plus civilisé. Si l'on réfléchit que le gouvernement indigène a su si bien apprécier les bienfaits de l'écriture, qu'en 1836, année du départ de la capitale des

crit malgache présente toutes les chances possibles d'erreur.... La littérature nationale des Malgaches se compose de chansons, dont ils ont divers genres selon les circonstances pour lesquelles elles sont composées, telles que les mariages, les funérailles, etc.; de proverbes, pour la composition desquels ils montrent un goût tout particulier; de fables ayant le plus souvent, il est vrai, un caractère assez puéril; de légendes, dont plusieurs familles possèdent, dit-on, d'importantes collections et d'où l'on pourrait, selon quelques voyageurs, notamment selon M. Lebel, tirer des renseignements précieux sur l'histoire de l'île. Ils ont enfin, suivant l'abbé Rochon, des traités sur l'astronomie et la médecine, sciences dont la connaissance a été apportée dans l'île, antérieurement à l'Hégire, par des docteurs cabalistes venus de Mascate. »

derniers missionnaires, il y avait quatre mille officiers qui faisaient par écrit les affaires de leurs départements respectifs; si l'on veut bien remarquer que le peuple trouve un tel avantage ou un tel plaisir à ce genre de correspondance, que personne à Madagascar ne se rend d'un endroit dans un autre sans être chargé de porter des lettres, on acquiert promptement la conviction profonde que les missionnaires, outre les bienfaits qui découlent de leur enseignement religieux, apportent à l'instruction et à la civilisation de l'espèce humaine l'aide la plus efficace comme aussi la plus active (1). »

Située au centre du village, la maison qu'habitait M. Ellis lui permettait d'observer les habitudes des indigènes ses voisins. En face était un puits d'une vingtaine de pieds de profondeur, creusé dans un sol tellement sablonneux, qu'il avait fallu garnir de planches l'intérieur. C'est là que, tous les matins, les jeunes filles esclaves

(1) « Le gouvernement français, dans le but de propager à Madagascar la doctrine évangélique, entretient pour les jeunes Malgaches des écoles chrétiennes, à la Réunion, a Sainte-Marie et à Nossi-Bé. Les élèves s'y pressent chaque année en telle quantité, qu'on est forcé d'en refuser un grand nombre. Cependant, dans la première de ces îles, il existe deux maisons d'éducation consacrées à cet usage; celle de Nagarest, reçoit 34 jeunes filles, celle de la Ressource, 90 garçons. Dans cette dernière, on enseigne l'agriculture et divers métiers. L'école de Sainte-Marie renferme 30 garçons et 30 filles. Celle de Nossi-Bé 50 garçons et filles. » (Barbier du Bocage. *Ouvr. cité.*)

des maisons voisines venaient faire leur provision d'eau. Le seau est encore inconnu, il paraît, à Tamatave. Il est remplacé par un long bambou de 2 mètres et plus, dont on a évidé les nœuds, moins, naturellement, le dernier d'en bas. A l'aide d'une simple corne de bœuf qu'on descend au fond du puits par une corde d'écorce, on emplit le bambou et on l'emporte ensuite dans une position aussi verticale que possible en l'appuyant sur l'une ou l'autre épaule; souvent même on en porte ainsi deux à la fois.

Il y a, tous les jours, un marché à Tamatave; il se tient sur une place d'une cinquantaine de mètres carrés, fort sale, dit M. Ellis, à cause des débris de légumes et de viandes qui y sont accumulés. On trouve là des citrons, des oranges, des ananas, des pistaches, du manioc, du maïs, etc., quelques objets de fabrique européenne, principalement des cotonnades blanches ou imprimées, et comme produits de l'industrie indigène, des couteaux, des hachettes, des houes, des bêches — car le fer abonde à Madagascar, et les forgerons indigènes sont d'assez habiles ouvriers. — Ce marché offre aussi à l'acheteur des nattes, des paniers, des chapeaux de paille ou de jonc, etc. La plupart des articles sont étalés par terre, la viande est posée sur de larges feuilles (1); quelques produits sont disposés sur de petites plates-formes en terre soutenues par des omoplates de bœufs qui font l'office des bordures de granit de nos trottoirs parisiens. Sur cette place, du reste, s'exercent des industries de toute espèce : vendeurs de volailles et d'oiseaux, marchands de tabac, débitants de rhum, et d'arrack s'y pressent en tout sens. Les changeurs se tiennent sur le seuil des portes où on les voit occupés à couper les dollars et les pièces d'argent par moitié, par quart ou par fractions plus petites, la monnaie courante s'évaluant au poids. Leur mode d'opérer est des plus primitifs : ils placent la pièce à plat sur un bloc de pierre et la partagent avec un gros couteau sur le dos duquel ils frappent avec un marteau.

(1) M. Leguével de Lacombe se plaint de la malpropreté des boucheries établies dans les marchés : le bœuf, que les indigènes n'écorchent jamais, parce qu'ils en mangent la peau, est coupé en très-petits morceaux qui ne pèsent pas deux livres et étendu sur sur des nattes ou des feuilles. Cette viande contient, dit-il, des fragments d'intestins qui n'ayant pas été nettoyés, exhalent une odeur repoussante. Le même voyageur remarque que les marchands madécasses diffèrent des marchands Européens en ce qu'ils ne vantent jamais leur marchandise. Ils laissent à l'acheteur le soin de l'apprécier comme il l'entend. Ils crient du reste tout comme chez nous les objets de leur commerce : « Achetez des poules ! » — « Achetez des bananes ! » etc. Le fisc hova prélève dans les marchés un droit considérable sur toutes les ventes.

Les indigènes ont l'esprit du commerce développé à l'extrême : « Souvent, dit M. Ellis, la persévérance des vendeurs à me proposer leurs articles, malgré mes déclarations nettement formulées que je n'en voulais à aucun prix, finissait par devenir assez plaisantes. Un homme qui, à différentes reprises et toujours sans succès, m'avait apporté volailles, poissons, nattes, paniers, etc., me demanda ce qu'enfin je voulais avoir. Je lui dis que si dans ses courses, au milieu des bois, il rencontrait différentes plantes ou fleurs dont je lui montrai le dessin, il me les apportât, et que je les lui achèterais, pourvu qu'elles fussent bien celles que je lui désignais ainsi. Le Madécasse parut enchanté. Non-seulement il me promit de me fournir ces plantes, mais encore il m'offrit ses services pour me procurer tout ce dont je pourrais avoir besoin, me proposant par dessus le marché de s'attacher en permanence à ma personne. »

Plus loin est le marché aux bestiaux ; le prix des bœufs destinés à l'exportation est fixé par le gouvernement. L'embarquement de ces animaux à bord des navires est une opération assez bizarre et qui, par le gros temps, ne se fait pas sans pertes ; quand la mer le permet, les bâtiments approchent le plus près possible de la côte, c'est-à-dire à une encablure environ. Sur le rivage, deux larges canots sont amarrés bord à bord par de fortes barres de bois dont les extrémités dépassent les embarcations à droite et à gauche. A ces barres, on attache par les cornes une douzaine de bœufs, et au moyen d'un câble, les gens du navire tirent à eux la vivante cargaison, laquelle est ensuite hissée à bord au moyen d'une forte toile passée sous le ventre de chaque animal. Le déchargement à Maurice n'est pas moins original. On se contente de descendre les pauvres bêtes à la mer, et celles-ci gagnent le rivage à la nage entre deux lignes d'espars.

Le bétail est excessivement abondant à Madagascar, et le bœuf est l'animal qui tient le premier rang; il est avec le riz la nourriture et la base du commerce des indigènes. Le nord, le centre et la partie occidentale de l'île en possèdent d'immenses troupeaux. Autrefois le commerce des bœufs était une source de richesse pour les habitants. « On estimait à trente mille têtes l'exportation qui en était faite, soit en bœufs vivants, soit en salaisons pour les colonies de Bourbon et de Maurice. Mais depuis que les Hovas ont établi des postes de traite sur le littoral, ils se sont attribué le monopole de tout le commerce avec les étrangers ; leur intervention exclusive et les entraves fiscales qui l'ont suivie, ont réagi sur le prix du bétail et ont presque anéanti cette branche importante d'échange sur tous les points soumis à leur autorité (1). » Outre plusieurs variétés de bœufs domestiques, on trouve aussi à Madagascar le bœuf sauvage ou bison. M. Leguével de Lacombe, a rencontré sur les bords de la rivière de Ménabé, le bouri ou bœuf sans cornes, et le bœuf à cornes pendantes, qui n'adhèrent pas à la boîte osseuse de la tête et ne sont soutenues que par la peau. — Le mouton à grosse queue du Cap, est également indigène à Madagascar.

Le 24 juin est dans le calendrier madécasse le premier jour de l'année. Ce jour se passe à peu près comme notre 1er janvier : les indigènes se font entre eux des visites et des cadeaux, et les subordonnés vont présenter leurs hommages à leurs supérieurs. En outre, le bain est ce jour-là de rigueur, et le soir des feux sont allumés partout devant les habitations. M. Ellis reçut à cette occasion nombre de visites et de

(1) A. Tardieu. *Encycl. mod.* art. *Madagascar.*

présents, tels que quartiers de bœufs, volailles, œufs, etc.

Dans la semaine du nouvel an, le voyageur anglais assista à un dîner donné par le gouverneur aux résidents européens. La maison du fils du premier juge avaient été choisie pour le lieu du festin à cause de sa position centrale. A l'heure indiquée, les fonctionnaires du gouvernement arrivèrent en palanquin, accompagnés d'une escorte d'honneur et d'une musique indigène. Les épaulettes et les uniformes font toujours le bonheur des peuples à demi civilisés. Il y avait là une collection d'habits qu'on eût dit empruntés à toutes les armées de l'Europe; l'habit rouge anglais dominait néanmoins, il devait sans doute cette préférence plus à l'éclat de sa couleur qu'à l'élégance de sa coupe. Les tricornes à plumes étaient aussi fort appréciés. La place de chaque convive était indiquée par un billet portant son nom. Les mets, abondants et variés, étaient servis à la française. Un seul plat, le plat d'honneur, qui occupait le centre de la table, était tout à fait indigène. Ce plat, qui s'appelle le *jaka*, est un morceau de bœuf conservé depuis le banquet de l'année précédente. Echanger des visites et manger réciproquement le *jaka* les uns chez les autres est, dit M. Ellis, la plus grande preuve d'amitié qu'on se puisse donner. Le *jaka*, coupé par petites tranches, circula autour de la table, chaque convive en prit un morceau avec les doigts et le mangea lentement et silencieusement. Après le café préparé par deux esclaves assises par terre, auprès de la maîtresse de la maison, la compagnie passa dans une pièce voisine, tendue de papier peint, représentant différentes batailles de l'Empereur Napoléon Ier. Un concert de tambours et de clarinettes avait été ménagé aux invités ; puis les danses commencèrent. A neuf heures, un toast à la reine de Madagascar fut proposé par le fonctionnaire que M. Ellis appelle le maréchal. C'était un vrai toastbritannique, un toast à *speech*, après lequel chacun se retira. En anglais pur sang, M. Ellis n'oublie pas de mentionner que rentré chez lui et enchanté du spectacle nouveau auquel il venait d'assister, il avala une tasse de thé avant de se mettre au lit.

L'*Illustrated London News* et les autres publications anglaises illustrées faisaient l'admiration des visiteurs de notre missionnaire. L'envie de s'instruire semble être un trait distinctif du caractère de la jeunesse madécasse. Le voyageur était accablé de questions, et ses réponses étaient évidemment commentées et colportées. Mais quand il eut mis en état son appareil photographique, sa renommée devint universelle. Le jour où pour la première fois il avait monté l'instrument devant sa porte, des groupes de curieux s'étaient formés rapidement autour de lui. Que signifiait cette boîte avec sa petite fenêtre vitrée? Qu'allait-il en sortir? L'intérêt était peint sur tous les visages. Le foyer ajusté, l'opérateur expliqua à l'assistance que la machine en question servait à faire le portrait des gens dans l'espace d'une minute ou deux au moyen de la lumière du soleil, et il permit à quelques individus de regarder comme lui dans la chambre noire. Grande fut la joie de ces favorisés en reconnaissant sur la glace dépolie les personnes placées devant l'objectif. Ce fut pendant une demie heure à qui regarderait à son tour. Les plus hardis demandèrent à M. Ellis s'il voulait prendre leur portrait. « Je n'eus pas plutôt annoncé que j'accédais à leur désir, dit celui-ci, qu'un chef se détacha du groupe et partit à toutes jambes, son absence toutefois ne fut pas longue : je le vis bientôt reparaître trempé de sueur et suivi d'un esclave chargé d'un gros ballot. Curieux de savoir ce qu'il apportait là, je le lui demandai. Pour toute réponse il ouvrit le paquet et, en tirant un beau *lamba* écarlate et d'autres articles de toilette également de couleur écarlate, il me dit qu'il voulait revêtir ce costume avant de poser. Je l'avertis alors qu'il ne me serait pas possible de faire de portraits ce jour là, que je montais seulement l'appareil, et que la séance serait pour le lendemain. Le madécasse me parut assez désappointé, mais il le fut bien davantage quand je lui eus fait comprendre que je ne pourrais pas reproduire avec mon instrument la couleur de son *lamba*, mais seulement les contours, les ombres et les clairs... » Néanmoins tous consentirent à attendre mais aucun ne quitta le photographe improvisé avant d'avoir obtenu de lui la promesse d'un portrait. Il n'eut, du reste, pas le temps de les oublier, car le lendemain arriva chez lui, pour ouvrir la séance, un chef accompagné de deux ou trois de ses aides de camp et d'autres individus attachés à sa personne. L'opération marcha à souhait; mais ne voyant pour le moment que l'image négative prise sur le verre collodionné, les modèles paraissaient tous assez inquiets du résultat final. Néanmoins le surlendemain quand M. Ellis eut tiré les épreuves positives sur papier et qu'il les leur eu montrées, les doutes firent place au plaisir et à la surprise les moins équivoques. La plupart coururent chercher leurs parents et leurs amis et les commentaires allèrent bon train sur la question de savoir comment le miracle avait pu s'opérer; un grave personnage alla même jusqu'à déclarer que *Zanahary* (mot qu'ils emploient quelquefois pour Dieu) n'était point étranger à l'événement.

Outre les portraits, M. Ellis prit un certain nombre de paysages. « Je ne sais, dit-il, l'effet que pourraient produire sur les indigènes des paysages coloriés et autres représentations de la nature inerte, mais il était curieux d'observer le vif intérêt que leur causaient les portraits et l'impression différente produite par la vue d'un groupe d'arbres ou de fleurs, d'une maison ou de tout autre objet inanimé. Dans les portraits, les traits du visage, l'extérieur du personnage, le costume, les ornements et tous les petits accessoires étaient autant de sujets de vives remarques et d'observations curieuses de la part des femmes et des enfants, ainsi que des camarades ou des amis. Un homme avait un signe sur la joue, et comme c'était du côté éclairé, ce signe se dessinait très-nettement; rien n'excita plus de commentaires. Je vis l'homme lui-même, après avoir tâté avec son doigt le signe de sa joue, s'approcher pour toucher celui qui était représenté sur le portrait en train de sécher, et je l'entendis s'écrier : « C'est vraiment prodigieux! Je n'ai jamais rien senti là — et il se posait le doigt sur le signe de sa joue — et pourtant le voici sur ce papier! » Mais la forme d'une maison, les ombres d'une fleur, la perspective d'un paysage ne semblaient point exciter d'intérêt. Un autre trait du caractère de l'homme, qui n'est sans doute particulier à aucun pays, mais bien plutôt commun à tous, c'est le soin manifeste que chacun apporte à l'extérieur de sa personne quand elle doit être l'objet des regards d'autrui, ou qu'il s'agit d'en perpétuer le souvenir. Je n'ai jamais recommandé d'arranger les vêtements ou les cheveux; cependant il est rare qu'un individu, homme ou femme, soit venu poser pour son portrait sans avoir préalablement apporté quelque attention à sa toilette ou sa coiffure, ou à l'une ou à l'autre à la fois. Il n'est pas jusqu'à la femme du peuple revenant de travailler au champ, avec son enfant sur le dos, qui, priée de poser pour son portrait, ne cherchât tout d'abord à ajuster son fardeau avant que l'opération fût commencée. Quelquefois les femmes se faisaient accompagner de leurs esclaves pour arranger leur chevelure immédiatement avant de poser. A d'autres moments, les hommes apportaient un miroir et un peigne, et empruntant une cuvette d'eau pour mouiller leur cheveux, faisaient leur toilette en se tenant mutuellement le miroir.

Les femmes hovas portent les cheveux disposés en tresses extrêmement fines et attachées en une infinité de petites boucles ou de petites touffes tout autour de latête. Les femmes betsimasarakas se font des tresses de 2 à 3 pouces, puis elles en forment des espèces de touffes ou de paquets ronds dont deux ou trois pendent de chaque côté de la tête. Les hommes ont l'habitude de se couper les cheveux courts à l'européenne. Je fus pendant quelque temps étonné de voir si peu d'individus avec des cheveux gris, qu'ils les eussent plats ou crépus. Un jour que je fis part à quelqu'un du petit nombre de têtes grises que j'observais parmi les chefs ou le peuple, les maîtres ou les esclaves, on me répondit que les gens de toutes les classes apportaient un soin extrême à s'épiler les cheveux gris : ce qui expliquait pourquoi un grand nombre de personnes avaient peu de cheveux, et pourquoi on en voyait rarement de blancs mêlés aux noirs. Tous semblaient mettre de l'importance à éviter autant que possible le moindre symptôme de vieillesse, et désirer singulièrement paraître jeunes ou passer pour l'être. J'ai aussi été frappé de la manière dont les hommes arrangeaient leurs cheveux. Ils ne les relevaient pas avec le peigne de manière à découvrir le front et à faire voir le développement de leurs organes intellectuels, mais ils les ramenaient sur les tempes plutôt qu'ils ne les rejetaient en arrière. Je supposai toutefois qu'ils suivaient la mode la plus en faveur parmi leurs compatriotes. »

Les Hovas sont évidemment une race d'élite à Madagascar. Leurs traits se rapprochent singulièrement du type européen ; ils ont en général la peau olivâtre plus ou moins foncée, mais beaucoup d'entr'eux sont moins bronzés que certains habitants du midi de l'Europe. Leurs cheveux sont lisses ou bouclés, quelquefois crépus, mais, malgré des lèvres un peu saillantes, la physionomie n'a rien du type nègre. M. Ellis, à qui l'on doit déjà de savants travaux sur la Polynésie, ne doute pas que cette race ne soit originaire de l'archipel Malais et de la Polynésie Orientale.

Madagascar est riche en plantes médicinales, et les indigènes usent largement de quelques-unes d'entre elles ; mais toute leur pharmacopée est impuissante contre les fièvres qui, à certaines saisons de l'année, désolent le pays, surtout près de la côte, et qui enlèvent aussi bien les habitants de l'île que les étrangers. « Une seule nuit passée à terre, écrit M. Bona-Christave, suffit pour mettre le blanc et le *Hova* des hauts plateaux aux prises avec cette maladie, qui n'est pas dangereuse, mais dont la continuité finit par assoupir l'activité morale et physique. L'hivernage, ou saison des pluies, des orages et des plus grandes chaleurs, dure depuis décembre jusqu'en mai. Février et mars sont les mois pendant lesquels les Européens sont le plus exposés à la méchante influence du climat (1). » Ce n'est pas cependant que l'assainissement soit impossible. M. D. Laverdant ne doute pas qu'une colonisation sérieuse, faite sur une grande échelle, ne parvînt à changer,

(1) *Notes sur Madagascar*. Ann. marit. Rev. colon. 1844.

sur ce point, la nature des choses. « Des travaux de desséchement, dit-il, et l'ouverture de quelques-unes des rivières barrées par les sables, rendraient à cette belle île toute sa salubrité. Vers 1808, trois créoles actifs et intelligents de Maurice, MM. Pétizeau, Cornet et Fressauge, proposèrent au gouverneur général Decaen, de de se charger du desséchement des marais de la côte, depuis le cap Bellone, au nord du cap de Sainte-Marie, jusqu'à la rivière de Jéna à l'entrée du pays des Antatchimous. Ils demandaient mille esclaves qu'ils auraient gardés en propriété pour prix de leur travail, après son achèvement complet. (A cette époque l'acquisition des esclaves était encore un fait parfaitement régulier). C'eût été là une belle opération industrielle, et il est fort à regretter que le projet n'ait pas été adopté (1). » Dans une adresse envoyée en 1845 au roi Louis Philippe, le conseil colonial de l'île Bourbon disait, à propos des fièvres de Madagascar : « La cause de ces fièvres peut être facilement amoindrie ou paralysée ; les forêts abattues, les terres défrichées, l'écoulement artificiel des eaux, rendraient les côtes de Madagascar aussi saines que celles de

(1) Désiré Laverdant. *Colonisation de Madagascar*. Paris, 1844.

l'île Bourbon. Et d'ailleurs, est-ce que le génie de la civilisation a jamais reculé devant la fièvre? L'insalubrité des Antilles est bien autrement meurtrière, et vingt colonies remplissent le golfe du Mexique. Aucune île n'a atteint à un degré plus élevé de richesse que St-Domingue avant sa fatale révolution, et cependant une peste redoutable semait incessamment la mort parmi ses habitants. Cayenne et la Guyanne n'en restent pas fermées à notre industrie par cela seul que la fièvre y règne. Ces établissements, au contraire, se développent chaque jour et devant eux s'ouvre le plus brillant avenir. Java, sous un climat funeste aux Européens, grandit sans mesure ; avec Java, la Hollande se console de toutes ses pertes, et même du démembrement de la Belgique. Grâce à l'admirable persévérance des Hollandais, Batavia est aujourd'hui le centre du commerce et de la civilisation dans l'archipel d'Asie. Pour aucun peuple du monde, l'insalubrité du climat n'a été une cause de découragement et de retraite. Le génie de l'homme s'attaque au climat lui-même, et, par la persévérance de ses efforts, par une heureuse combinaison de travaux, il parvient à le modifier et à l'assainir. Ainsi les fièvres endémiques dans plusieurs départements de la France, et notamment dans le département de la Charente-Inférieure, sont devenues plus rares, ou ont disparu sous l'influence des défrichements ou des irrigations qui préviennent la stagnation des eaux (1). »

Les Madécasses possèdent des remèdes assez efficaces contre les morsures des insectes et des reptiles venimeux, dont l'île est infestée. Les récifs de la côte recèlent aussi plusieurs espèces de poissons dont la morsure est quelquefois fatale. « Un jour, dit M. Ellis, j'entendis pousser des cris de douleur dans la maison voisine de la mienne, et bientôt après, le chef qui l'habitait m'envoya prier de venir voir sa femme qui souffrait beaucoup. La malheureuse, en grande alarme, criait de toutes ses forces : Je vais mourir ! je vais mourir ! Les voisins étaient assemblés autour de la natte sur laquelle elle était assise. Son mari, qui la soutenait, me raconta qu'en ramassant du poisson dans les rochers, elle avait été piquée à la main par un petit poisson qu'on avait pris et qu'on me montra. Il existait trois piqûres au pouce. La main et le bras étaient enflés et décolorés. Malgré

(1) Voir Barbié du Bocage. Ouvr. cit.

des embrocations d'huile et autres remèdes, l'inflammation alla croissant jusqu'au lendemain, puis l'enflure diminua peu à peu et la pauvre femme se rétablit. »

Un des animaux les plus redoutés des Madécasses, est une grosse araignée noire dont M. Leguével de Lacombe parle dans son *Voyage*. Elle atteint presque la grosseur des petits crabes connus dans l'Inde sous la dénomination de *tourlourous*. Elle est velue et a trois ou quatre taches jaunâtres sur le dos. Elle ne se trouve heureusement que dans les forêts les moins fréquentées. Un des esclaves qui accompagnaient M. Leguével fut piqué par cet insecte. « Aussitôt il fut pris d'une agitation nerveuse que la peur augmentait peut-être encore. On fit venir l'*Ampaanzar*, qui prescrivit des bains de vapeur composés d'une décoction de diverses plantes qu'il désigna. Le tremblement du malade redoublait visiblement ; deux personnes suffisaient à peine pour le soutenir au-dessus de la panelle qui contenait le bain : il avait la langue sèche et les yeux enflammés, et il avalait avec beaucoup de peine quelques gorgées d'une infusion de plantes aromatiques. Lorsqu'il eut pris son bain, on l'étendit sur une natte et l'on fit venir des femmes pour le masser. Il tomba bientôt dans un assoupissement auquel succédèrent des syncopes : la peau était restée sèche malgré la température élevée du bain, les extrémités devenaient froides, et des mouvements convulsifs annonçaient une fin prochaine : en effet il mourut le lendemain. On remarquait seulement à la piqûre une petite tumeur entourée d'un cercle violet. » Les Madécasses redoutent d'autant plus cette araignée, qu'ils ne connaissent pas d'antidote à son venin et qu'il est très-rare que sa piqûre ne soit pas mortelle (1).

Quant aux serpents, l'espèce en est aussi variée qu'abondante; les plus gros n'ont pas de venin. M. Provint, l'hôte de M. Ellis, lui raconta qu'un jour, pendant un voyage dans l'intérieur des terres, il avait eu pour camarade de couche, un énorme serpent de sept ou huit pieds de long et gros comme une bouteille. L'animal fut découvert le matin, logé sous la natte même qui avait servi de couche à M. Provint. Le voyageur un peu ému de cette découverte (on le serait à moins assurément), appela des indigènes pour tuer le reptile, mais ceux-ci se contentèrent de pousser l'animal tout doucement

(1) *Encycl. moderne*. Art. *Madagascar*.

vers la porte avec une baguette. Les Madécasses ont une terreur superstitieuse des serpents, des crocodiles et des autres reptiles dangereux; ils évitent avec soin non-seulement de les tuer, mais même de leur être désagréables, dans la crainte de futures représailles.

La plupart des travaux domestiques sont faits par des esclaves. En interdisant le commerce des esclaves avec l'étranger, Radama n'a point aboli l'esclavage dans son royaume. Aussi les esclaves sont-ils une des denrées ordinairement mises en vente sur les marchés publics, ce qui n'empêche pas le colportage à domicile de cette marchandise vivante.

« Un jour que M. Ellis se promenait sur le bord de la mer, il vit venir de son côté un homme suivi d'un jeune garçon de onze ou douze ans. Sur sa route l'individu en question ayant rencontré un officier indigène, lui demanda, en lui montrant l'enfant, s'il avait besoin d'un esclave; il lui aurait, disait-il, donné celui-là pour dix dollars. Le marché n'allant point à l'officier, le digne marchand fit un signe à sa marchandise et l'un et l'autre continuèrent leur chemin. Une autre fois pendant que le missionnaire était à déjeuner, son domestique vint l'avertir que quelqu'un voulait lui parler. « Je me levai de table, dit M. Ellis, et trouvai dans la cour deux hommes. L'un d'eux me demanda si je voulais lui acheter un jeune garçon, et il me montrait du doigt un gentil enfant d'une douzaine d'années qui se tenait à quelques pas derrière lui et qu'il appela pour me le faire voir de plus près. Sur ma réponse que je n'avais pas besoin d'esclave, l'homme, se méprenant sur le motif de mon refus, me dit, que son offre n'avait pas pour but les services temporaires de l'enfant, mais que c'était l'enfant lui-même qu'il me proposait de me céder en toute propriété, que celui-ci travaillerait pour moi toute sa vie ou que je pourrais, à mon gré, le revendre à une autre personne. Le prix d'ailleurs n'était pas élevé, il n'en demandait que dix dollars, un peu plus de cinquante francs. Mes réponses invariables découragèrent enfin ces vendeurs de chair humaine et ils partirent suivis de leur esclave dont la tournure m'intéressait beaucoup. Je me sentais pris d'une vive commisération pour cet être, dans le cœur duquel, toute aspiration généreuse, tout espoir de bonheur présent et futur devait être à jamais paralysés, par la conscience qu'il ne s'appartiendrait jamais, et que, jusqu'à ce que la mort le délivrât de sa servitude, il devrait travailler pour un autre, sans profit ni compensation. »

Le prix d'un esclave mâle adulte varie de 70 à 100 dollars, celui des femmes, de 20 à 40. Tout ce qu'a vu M. Ellis à Madagascar lui fait considérer la condition des esclaves, dans ce pays, comme infiniment moins malheureuse que celle des nègres des Etats-Unis d'Amérique, et beaucoup moins dure même qu'il ne s'y attendait. Toutefois, le nombre des esclaves, comparé au chiffre de la population entière de l'île, est considérable, et il s'accroît continuellement par les naissances; l'esclavage est, en outre, le sort réservé aux prisonniers de guerre et aux individus nés libres, mais devenus esclaves par suite de condamnations judiciaires.

La servitude perpétuelle et irrachetable a été la peine d'un grand nombre de chrétiens indigènes, dans les années de persécutiou qui ont suivi 1837. Mais les rigueurs du gouvernement contre ceux qui avaient embrassé la religion proscrite ne se sont point arrêtées là, et beaucoup de convertis ont expié dans les supplices leur opiniâtre attachement à la foi du Christ. L'année 1849, principalement, a été pour les chrétiens madécasses une année d'épreuves terribles. M. Ellis s'étend longuement sur les malheurs de cette douloureuse époque. Quoi qu'il en soit, la semence de vérité, jetée dans l'île de Madagascar par les missionnaires européens, n'a pu, nous l'avons dit déjà, être entièrement détruite, et les germes qu'elle a laissés sont encore assez vigoureux pour servir dans un temps prochain, plus utilement peut-être que les baïonnettes, à la civilisation du pays. D'ailleurs les hauts pouvoirs de l'Etat semblent aujourd'hui moins hostiles aux chrétiens. Ce relâchement de sévérité tient à différentes causes, notamment à la conversion de l'héritier du trône et d'un autre membre influent de la famille royale.

Parmi les étrangers qui vinrent à Tamatave, pendant le séjour qu'y fit M. Ellis, se trouvaient plusieurs habitants de Mahavelona ou Foule-Pointe, ancien établissement français de la côte, situé à une cinquantaine de milles au nord. Les séduisantes descriptions qu'entendit notre voyageur du pays qu'on traverse pour se rendre par terre de Tamatave à Foule-Pointe le décidèrent à entreprendre cette excursion.

Le 4 septembre, monté dans un palanquin en

forme de fauteuil, que lui avait prêté un de ses amis indigènes, il se mit en route doucement bercé sur les épaules de quatre vigoureux Madécasses et suivi de serviteurs chargés de son appareil photographique et de provisions de bouche. Au sortir du village, les porteurs prirent le trot, un trot grâce auquel on faisait quatre ou cinq mille à l'heure, et qu'ils continuèrent, trois heures durant, jusqu'à Vohidotra, groupe d'habitations éparses sur les bords d'un petit lac qui déverse son trop-plein dans la mer. Après un repos d'une couple d'heures, employé par les indigènes à faire cuire leur riz, et par M. Ellis à explorer le voisinage et à prendre quelques épreuves photographiques, la petite caravane se remit en marche pour aller coucher à Rangazava, petit village de la côte. La journée du lendemain fut marquée par le passage de deux rivières profondes. On franchit l'une sur une espèce de pont rustique construit avec des troncs d'arbres; l'autre fut traversée en bateau. Des bacs sont, il paraît, entretenus sur les rivières par le gouvernement ou les chefs du district. Généralement les passagers reconnaissent les services des bateliers en leur donnant une petite quantité de riz pour leur peine.

L'aspect de la plaine où est situé Foule-Pointe est des plus riants. « Des hauteurs boisées d'où nous sortions, écrit M. Ellis, nous avions une vue magnifique. L'établissement de Foule-Pointe est, sous le rapport du site et de l'étendue, bien supérieur à Tamatave. Au midi, des maisons et des enclos : une avenue de magnifiques manguiers donnait aux habitations voisines un aspect de résidence seigneuriale. Les maisons du village, qui diffèrent peu de celles de Tamatave, bordent la côte sud-est de la baie. A la pointe méridionale de celle-ci, deux navires de Maurice faisaient leur quarantaine. La plaine, large de plus de deux milles, était coupée par un ou deux cours d'eau. Dans plusieurs directions, des esclaves avec des charges de bois sur les épaules, ou des laboureurs revenant des champs, suivaient les différents sentiers qui menaient à leurs demeures respectives. »

Une fois dans le village, M. Ellis se fit mener chez un fonctionnaire indigène de ses amis où l'attendait l'hospitalité la plus cordiale.

Foule-Pointe est un des ports par lesquels Radama, après l'abolition du commerce des esclaves, s'efforça de relier le commerce étranger avec sa capitale. C'est dans ce but qu'il envoya sur ce point, en 1823, deux mille de ses sujets pour y fonder un établissement commercial et agricole sous l'administration d'un chef éclairé et énergique, nommé Rafaralahy. Ce lieu fut aussi le théâtre d'un des événements les plus remarquables de l'histoire de Madagascar. C'est là qu'était situé l'un des comptoirs les plus avancés des établissements français formés dans la baie d'Antongil, par le baron Beniowski.

On connaît la carrière extraordinaire de cet intrépide aventurier. Né en Hongrie, en 1741, d'une famille noble et riche, Beniowski était devenu l'un des chefs de la confédération de Bar, formée en Pologne, en 1768, pour résister à la Russie. Fait prisonnier par les Russes et déporté en Sibérie, il réussit à s'évader avec un certain nombre de ses compagnons de captivité, s'empara de trois navires russes au Kamtchatka et fit voile pour la Chine où il vendit navires et cargaisons. De Macao, il gagna les établissements français de l'Inde, puis l'île de France. De ce point, il se dirigea sur Madagascar pour y former, avec l'appui de la France, une colonie française. A cet effet, il fit un voyage à Paris, se fit commissionner par le Gouvernement, et recruta un corps de volontaires à la tête desquels il débarqua à Madagascar. Là il entama des négociations avec différents chefs indigènes et réussit à fonder divers établissements. Mais des difficultés s'étant élevées entre lui et le gouverneur de l'île de France, il résigna sa commission et quitta le service français. C'est alors qu'il eut l'idée de se faire proclamer roi des tribus habitant le pays de Mahavelona et les districts voisins. Plus tard, il retourna en Europe pour s'y créer des alliances; il ne réussit point dans ses projets. Il acheta alors un navire et fit voile pour l'Amérique, d'où, après avoir acheté un second bâtiment, il se dirigea sur Madagascar. Arrivé dans la baie d'Antongil, il s'empara d'une factorerie française et marcha sur Foule-Pointe. Dès que ces actes d'agression furent connus à Port-Louis, le gouverneur dépêcha une frégate contre l'audacieux Hongrois. A la première attaque, Beniowski reçut en pleine poitrine une balle qui l'étendit mort. C'était en 1786, douze ans après son premier débarquement dans l'île. « Beniowski mourut en brave, dit M. L. Carayon, et la vénération dont son nom est encore l'objet parmi les Madécasses, est un dédommagement pour sa mémoire, que les passions et les intérêts privés, ont peut-être cherché à flétrir. » — « La traite des esclaves et les guerres qui plus tard ont désolé cette partie de l'île Madécasse, dit de son côté M. Ellis, ont presque entièrement anéanti les tribus avec lesquelles Beniowski avait été associé, et je n'ai pu recueillir aucune tradition sur son compte parmi les habitants actuels. On a apprécié de plusieurs manières très-différentes les unes des autres le caractère et les actes de cet homme extraordinaire. Les documents laissés par lui de ses projets et de ses plans, amènent à cette conclusion qu'il était en avance sur son siècle, et sans essayer de justifier ses entreprises et certains points de sa conduite, sa manière de traiter les indigènes était plus éclairée et plus juste que celle de la plupart des européens qui ont visité leurs côtes, en même temps que ses tentatives pour abolir l'infanticide et introduire d'autres améliorations dans la vie sociale, indiquaient chez lui des sentiments d'humanité développés. »

Au sud de cette baie, toute française d'Antongil, en face de la Pointe-à-Larrée, est située la petite île de Sainte-Marie, où le drapeau de la France, replanté solennellement le 15 octobre

1818, par M. Sylvain Roux, n'a pas cessé de flotter depuis lors. « L'île de Sainte-Marie que les Malgaches nomme Nossi-Bourah ou Nossi-Ibrahim, est séparée de la côte orientale de Madagascar par un canal large d'une lieue et un quart dans sa partie la plus étroite, en face de la Pointe-à-Larrée, et de quatre lieues en face de Tintingue. Le milieu de l'île se trouve par 16° 45' de latitude Sud et 48° 15' de long. Est.

Sainte-Marie a environ douze lieues de long sur deux à trois lieues de large ; son périmètre est d'à peu près 25 lieues. On évalue sa superficie à quatre-vingt-dix mille neuf cent soixante-quinze hectares. Un bras de mer traverse l'île dans sa partie méridionale, et la divise en deux îles, dont la plus petite, appelée l'îlot, peut avoir deux lieues de tour. Les chaînes de récifs qui la bordent, sont interrompues par diverses passes dont trois sont praticables pour les vaisseaux. Le canal qui sépare Sainte-Marie de la grande terre n'est, à proprement parler, qu'une rade continue, vaste, sûre, et dont la tenue est excellente. La principale baie de l'île est le Port-Louis : elle est formée par un enfoncement dans les terres de deux milles mètres de profondeur, sur une largeur de mille mètres environ. Au milieu de l'entrée de la baie est un îlot qui est appelé par les Français Ilot-Madame, et par les naturels *Louquez*, et qui peut avoir trois cents mètres dans sa plus grande longueur et cent vingt-cinq mètres dans sa plus grande largeur. Cet îlot, défendu par quelques fortifications et armé de batteries, renferme les casernes, les magasins de l'artillerie et les chantiers du gouvernement. Au milieu même du Port-Louis, au sud-est de l'Ilot-Madame, s'élève l'Ile-aux Forbans. C'est un mamelon stérile et inhabité de trente-cinq mètres d'élévation au-dessus du niveau de la mer, et de deux cents mètres environ de diamètre, qu'une jetée en pierres sèches, construite en 1832, réunit à la côte de Sainte-Marie. L'Ilot-Madame est entouré d'un chenal profond qui forme de chaque côté une passe par laquelle on entre dans la baie. La passe du sud-ouest, nommée Passe-des-Pêcheurs ne peut servir qu'à des embarcations. La passe du nord-est peut donner entrée à des frégates. C'est ce chenal qui forme le petit Port-Louis : A l'exception de ce petit bassin, l'intérieur de la baie est presque entièrement rempli de hauts fonds composés de sable vaseux, mêlés de débris de coquillages et de rochers, dont une partie est à sec dans les basses marées. On trouve encore d'autres bons mouillages sur plusieurs autres points de la côte orientale de Sainte-Marie, notamment dans la baie de *Lokensy*, laquelle est située vis-à-vis du port de Tintingue.

« Les côtes de Sainte-Marie ne sont point escarpées ; dans quelques endroits seulement, des caps basaltiques forment des falaises, mais de fort peu d'étendue : le reste de la côte offre une plage de sable unie et couverte d'une belle verdure. Elle paraît au premier abord composée d'une infinité de petits monticules détachés, mais de fait elle est formée de plusieurs chaînes bien distinctes. Dans la partie la plus large, on en compte jusqu'à quatre dans la direction est la même que celle de l'île, prise dans le sens de sa longueur, c'est-à-dire nord-nord-est, sud-sud-ouest : deux de ces quatre chaînes sont basaltiques, les deux autres sont d'un tuf tantôt jaunâtre, tantôt rougeâtre, recouvert d'une couche de sables quartzeux. La plus grande élévation des monticules dont elles se composent est de cinquante à soixante mètres, leur pente assez douce permet de les cultiver jusqu'au sommet, plusieurs sont couverts de pâturages. Le sol est en général de mauvaise qualité, à l'exception d'une zone étroite qui se trouve au milieu de l'île et qui forme environ le cinquième de la superficie. C'est la seule portion du territoire que les naturels cultivent régulièrement, et elle leur appartient en propre. Il ne serait guère possible d'y faire plus de quinze à vingt habitations.

« La chaleur et l'humidité du climat paraissent très-favorables à toutes les cultures coloniales, excepté peut-être à celle du cotonnier. Le sol de l'île renferme du reste beaucoup de fer, et l'on y trouve en abondance les matériaux propres aux constructions, tels que pierres, chaux, terre à brique, etc. Les bois occupent une surface de vingt à trente mille hectares; ils se trouvent en grande partie situés vers le centre de l'île, dans la partie la plus large, et suivent deux zones longitudinales courant dans la même direction que l'île. Le terrain où ils croissent est ferrugineux ou quartzeux, et par conséquent de très-mauvaise qualité. D'autres portions de bois composés de *nattes*, de *takamakas*, de *silaos*, de *porchers*, de *badaniers* et de quelques autres arbres moins précieux, entremêlés à une foule d'arbrisseaux, bordent le rivage de la mer partout où il offre une plage de sable. Le sol étant très-montueux, les sources sont fort abondantes et les eaux de bonne qualité. Les ruisseaux auxquels elles donnent naissance, se précipitent de cascade en cascade, et plusieurs roulent un volume d'eau assez considérable pour faire tourner des moulins. Ces ruisseaux ont de l'eau en toute saison; leur lit est rarement encaissé. La rivière du Port, qui est le plus important de ces cours d'eau, éprouve assez loin de son embouchure l'effet de la marée. Lorsque les ruisseaux coulent dans une vallée un peu large, ils y forment quelquefois des marais, mais généralement peu considérables, et dont il n'est aucun qu'il ne fut possible de dessécher. Quant aux marais formés par la mer sur le littoral, on ne saurait les dessécher qu'en les comblant.

« Les Malgaches de Sainte-Marie habitent, comme les blancs établis dans l'île, des cases en bois couvertes en feuilles de ravenal; ces cases sont petites, mais proprement construites. Les villages sont au nombre de trente-deux. Les indigènes bâtissent en outre dans l'intérieur, où se trouvent leurs plantations, des cases dont le nombre augmente beaucoup à l'époque de la récolte; il arrive parfois alors que la population toute entière s'y trouve concentrée. De petits sentiers fort étroits, irréguliers, envahis par les herbes, passant souvent à travers des marais, sur des montagnes ou des rochers escarpés, sont les seules voies de communication qui existent entre les divers villages. — L'île Sainte-Marie est considérée comme l'une des contrées du globe où il pleut avec le plus d'abondance. Le nombre des jours pluvieux y est annuellement de deux cent-vingt à deux cent-quarante. » Sainte-Marie dépend aujourd'hui du gouvernement de l'île de la Réunion; sa population en 1856, était de 5,743 habitants (1).

M. Ellis ne passa à Foule-Pointe que trois jours, pendant lesquels il reçut nombre de visites : celle, entre autre, d'un jeune chef d'Antananarivo, qui parlait le français et l'anglais et dont il vante fort l'intelligence. De son côté, le gouverneur de la place lui fit le meilleur accueil. Ce haut fonctionnaire parlait l'anglais couramment. Il l'avait appris à bord d'un bâtiment de guerre de la marine britannique, où il avait été placé avec d'autres indigènes par Radama. M. Ellis eut avec lui et

(1) *Not. statist. sur les possess. franc. à Madagascar*, cité par Tardieu. *Encyclop. moderne*. Voy. Carayon. *Hist. des établ. franc. de Madagascar*.

d'autres officiers de Foule-Pointe, des conversations pleines d'intérêt où se révélaient d'une manière frappante, l'esprit de sociabilité et l'envie de s'instruire de la portion intelligente du peuple madécasse.

Le 9 septembre au matin, M. Ellis, après avoir reçu les adieux, les souhaits de bon voyage de ses nombreux amis, se remit en route, accompagné de son hôte, et le lendemain, de bonne heure, son palanquin le déposait à sa porte à Tamatave, avec un copieux butin de plantes rares, glanées dans cette excursion.

Epris d'un grand amour pour la botanique, le missionnaire anglais pouvait bien s'extasier devant les richesses qu'étalait à chaque instant sous ses yeux cette splendide flore madécasse, qui avait avant lui passionné Commerson. « Quel admirable pays que Madagascar ! » écrivait ce célèbre naturaliste à Lalande, en 1771, après avoir passé quatre mois dans la grande île africaine. « Il mériterait seul, non pas un observateur ambulant, mais des académies entières. C'est à Madagascar que je puis annoncer aux naturalistes qu'est la terre de promission pour eux ; c'est là que la nature semble s'être retirée comme dans un sanctuaire particulier pour y travailler sur d'autres modèles que sur ceux où elle s'est asservie ailleurs ; les formes les plus insolites, les plus merveilleuses, s'y rencontrent à chaque pas. Le Dioscoride du nord (Linné) y trouverait de quoi faire dix éditions de son *Système de la Nature*, et finirait par convenir de bonne foi que l'on n'a encore soulevé qu'un coin du voile qui la couvre... »

Une des conquêtes botaniques dont M. Ellis est le plus fier, c'est celle de la magnifique plante à feuilles percées à jour comme une dentelle, et qui porte le nom d'*Ouvirandra*. Sachant que cette plante existait à Madagascar, il en montra un dessin à un indigène, et sur ce simple renseignement, le madécasse lui en apporta le lendemain un superbe spécimen.

Dans le cours de son excursion à Foule-Pointe, M. Ellis ne rencontra pas beaucoup d'animaux, à part les oiseaux et les lézards. Les lézards se montraient à chaque pas dans les pierres où sur les troncs des arbres, les uns vert-émeraudes, les autres à bandes multicolores, le plus grand nombre toutefois d'une couleur brun-clair. Les oiseaux étaient relativement peu nombreux. Quelques-uns présentaient dans leur plumage les nuances les plus vives. L'espèce la plus grosse était un oiseau ramassé de corps et très-vif, probablement la pie-grièche à gorge noire. Sur les troncs d'arbres, M. Ellis observa une espèce de pie de la taille d'un geai, et au plumage rouge, brun et jaune. « Loin de paraître inquiétée à notre approche, dit-il, toute cette population ailée semblait nous accueillir et nous souhaiter la bien-venue. Deux ou trois oiseaux, de la grosseur de nos grives et aux plumes vertes et blanches, voyagèrent longtemps de conserve avec nous, voltigeant de buisson en buisson le long du sentier. Une espèce que les indigènes appellent *Railovi*, attira surtout mon attention. Plus gros que le merle et beaucoup plus long du cou et de la queue, cet oiseau avait un plumage noir-luisant à reflets pourprés. Sa queue présentait une encoche profonde, et juste à la racine du bec, il avait de chaque côté de la tête deux plumes recourbées, longues à peu près d'un pouce, qui lui donnaient une physionomie étrange et gracieuse tout à la fois. De temps à autre, nous rencontrâmes aussi des bandes de perroquets, mais ceux-ci ne s'approchèrent jamais beaucoup de nous. »

Avant de s'embarquer une seconde fois pour Madagascar, M. Ellis avait écrit de Maurice au secrétaire du gouvernement à Antananarivo pour l'informer de son voyage, et comme il n'avait pas reçu de réponse, il lui avait écrit de nouveau une fois à Tamatave, pour obtenir l'autorisation de se rendre dans la capitale. La réponse à cette seconde lettre ne s'était point fait attendre, mais elle n'était pas telle que l'espérait le voyageur. On le prévenait que la même demande ayant été faite l'année précédente collectivement par M. Cameron et lui, il fallait qu'elle fut renouvelée par tous les deux. Or, M. Cameron était alors au Cap, et M. Ellis dut encore écrire pour expliquer cette circonstance. Mais tout en proposant de prévenir son collègue par une lettre, dans le cas où la reine désirerait la visite de M. Cameron, il n'en persistait pas moins à solliciter pour lui personnellement la permission de pousser jusqu'à Antananarivo.

On touchait à la mi-septembre et l'autorisation demandée n'arrivait pas. Lassé d'attendre, notre missionnaire songea à quitter l'île. A son retour de Foule-Pointe, il avait trouvé dans la rade de Tamatave un navire en partance pour Maurice. Ce navire, *le Castro*, devait mettre à la voile le 14. La veille, M. Ellis y fit transporter ses bagages et ses collections et revint passer, à terre, au milieu de ses amis, le reste de la journée et la nuit. Le lendemain, avant l'aube, on le vint prévenir qu'un canot l'attendait et que le bâtiment allait lever l'ancre. Le moment des adieux était venu. Nombre d'insulaires voulurent accompagner le voyageur au rivage. Ils y demeurèrent pendant que le canot s'éloignait, et, un peu plus tard, M. Ellis, sur le pont du navire déjà en marche, put voir encore quelque temps des mains et des chapeaux s'agiter ; puis les formes devinrent plus incertaines, et les silhouettes humaines dessinées sur la plage par les *lambas* blancs finirent bientôt elles-mêmes par disparaître.

Favorisé par une bonne brise, *le Castro* entrait le 30 septembre dans le havre de Port-Louis. « Pendant mon cour séjour à Maurice, dit M. Ellis, j'eus plusieurs fois des nouvelles de Madagascar, mais je n'appris pas qu'aucun changement se fût manifesté dans les vues du gouvernement. Au mois de novembre, ayant reçu d'Angleterre des lettres qui m'appelaient au cap de Bonne-Espérance, je fis immédiatement mes préparatifs, et le 20 du mois suivant, je partis de Port-Louis sur le brick *Annie*, de

120 tonneaux, pour Table-Bay, que j'atteignis vingt-deux jours après avoir quitté Maurice. »

V

Après six mois de pérégrinations dans la colonie du Cap et trente-trois jours de traversée sur le steamer *le Pacific*, revenant d'Australie, M. Ellis remettait enfin le pied sur le sol de la vieille Angleterre. Ce n'était pas, toutefois, pour y rester longtemps. Avant de quitter le cap de Bonne-Espérance, en juin 1855, il avait reçu du gouvernement madécasse une lettre l'autorisant, ainsi que M. Cameron, à visiter la capitale de l'île. Avant la fin de l'année, une seconde lettre lui avait été adressée à Londres dans le même but. « M. Cameron, alors résidant au Cap m'avait exprimé son consentement à m'accompagner, écrit M. Ellis ; et comme la permission envoyée dans cette circonstance, sans sollicitation de notre part, pouvait presque passer pour une invitation, je crus ne pas devoir refuser d'entreprendre un troisième voyage. » En conséquence, le 20 mars 1856, notre infatigable missionnaire s'embarqua à Southampton, sur un des vapeurs de la *Peninsular and Oriental Company,* pour Alexandrie. De là il se rendit à Suez, d'où *la Nubia* le transporta à Ceylan, qu'il quitta pour Maurice le 24 mai. Il était à Port-Louis depuis le 17 juin, quand, le 9 juillet, il prit passage pour Madagascar à bord du *Castro,* le même navire qui l'avait ramené de cette île en 1854. Quatre jours plus tard, il débarquait à Tamatave, où ses anciens amis, indigènes et résidents européens, lui firent l'accueil le plus empressé.

« En traversant le village, je fus frappé, dit M. Ellis, du changement qu'avait opéré l'ouverture du commerce depuis notre visite en 1853. La population indigène paraissait sensiblement augmentée, un grand nombre de maisons pour les négociants étrangers s'étaient élevées, d'autres étaient en cours de construction, et parmi celles-ci, non loin du débarcadère des navires, un hôtel, le premier qui ait jamais été bâti à Madagascar. Il y avait des quantités considérables de riz toutes prêtes pour l'exportation. On obtenait facilement, disait-on, des chargements de bestiaux, et plus de 4,000 bêtes à cornes avaient, depuis la reprise des affaires, été exportées annuellement pour l'île Maurice seule. Le trafic du port n'était cependant pas, en ce moment, considéré comme très-florissant ni très-actif. Il n'était venu que peu de marchands de la capitale ; le bruit d'une expédition armée des forces combinées de la France et de l'Angleterre avait produit un effet défavorable sur le commerce de l'île. »

Ces appréhensions ne paraissaient pas, toutefois, avoir pénétré jusqu'au peuple ; car c'est à peine si les tambours, les fifres et les violons permirent au voyageur de dormir la première nuit de son arrivée. A cette époque, ce dernier instrument était en grande vogue à Madagascar, et nombre d'individus vinrent le lendemain demander au nouvel arrivant s'il n'apportait pas des violons à vendre. La musique, du reste (et quelle musique !) est, chez les Madécasses, l'accessoire obligé de toutes les cérémonies. Au bout de quelques jours, M. Ellis, qui avait dîné chez le gouverneur, reçut sa visite : le fonctionnaire était en grand uniforme, pantalon rouge à bandes d'or, habit vert brodé et chapeau galonné. Le palanquin qui le portait était précédé d'une troupe de musiciens, et suivi d'une escorte d'une centaine d'hommes armés de fusils ou de piques. Le gouverneur venait lui-même délivrer au voyageur anglais une lettre du secrétaire du gouvernement d'Antananarivo, l'autorisant à se rendre immédiatement dans la capitale, et à y faire un séjour d'un mois. D'un autre côté, quatre ou cinq officiers avaient été envoyés à M. Ellis, avec des lettres du prince royal et de son cousin, le prince Ramouja, pour l'informer du plaisir que leur causait la nouvelle de sa prochaine arrivée. Ces officiers étaient, en outre, chargés de remettre, à titre de présent, à M. Ellis, ainsi qu'à M. Cameron, qu'on croyait être du voyage, un bœuf, des volailles, du riz et autres provisions.

Le missionnaire anglais était, on le voit, traité avec une faveur toute spéciale. M. Ellis, d'ailleurs, qui ne prétendait point être en reste de politesse, apportait pour la reine, entre autres cadeaux, un télégraphe électrique complet. Cet instrument, qu'il essaya d'expliquer à ses visiteurs, à Tamatave, leur causa une admiration profonde. Ce n'était cependant pas le premier qui eût été apporté à Madagascar. Quelque temps auparavant, un Français, résidant dans la capitale, y avait fait fonctionner un petit appareil télégraphique, et avait proposé de mettre en communication Tamatave et Antananarivo, et d'offrir le tout à la reine; mais Sa Majesté madécasse avait refusé, affirmant que les messages par relais de coureurs, entre la capitale et la côte, étaient, à son gré, bien assez rapides.

Le télégraphe apporté d'Angleterre est le sujet d'une anecdote caractéristique dans la relation du voyageur. L'appareil était renfermé dans une caisse spéciale mêlée aux autres bagages, et M. Ellis avait indiqué cette caisse à un aide de camp du prince, comme contenant un présent pour la reine. Deux jours après, l'aide de camp, en entrant chez notre Anglais, trouve un jeune officier indigène assis sur la boîte en question. Aussitôt, se dirigeant vers lui en grand émoi, il lui enjoignit de changer immédiatement de siége, en l'avertissant que la boîte renfermait quelque chose appartenant à la reine. C'était, il paraît, une offense des plus graves que le jeune homme venait de commettre, et un domestique fut désormais chargé de prévenir chaque nouvel entrant du caractère sacré de la caisse. Le nom même de la reine ne doit pas être mentionné dans une conversation ordinaire. Ainsi, aux obsèques d'un résident français, M. de Lastelle, riche planteur fort estimé à la cour d'Antananarivo, mort quelques semaines avant l'arrivée de M. Ellis à Tamatave, obsèques auxquelles le voyageur assista avant de se mettre en marche pour la capitale, le gouverneur ayant remarqué que dans la conversation générale qui suivit le « dîner des funérailles, » autre coutume du pays, le nom de la reine avait été prononcé plusieurs fois par un des Européens présents, vint prier poliment l'étranger de ne pas introduire ce nom dans ses discours, quelques sensés qu'ils fussent d'ailleurs. Enfin, chaque fois qu'il y a des toasts proposés, celui de la reine est toujours le dernier; il semble qu'après ce toast il n'y en ait plus d'autres possibles, et celui-là est toujours le signal de la retraite des fonctionnaires et officiers les plus élevés en grade.

Peut-être n'est-il pas hors de propos de relater ici l'origine de l'influence que possédait à Madagascar le français distingué dont nous venons de prononcer le nom, et auprès duquel le missionnaire anglais avait, lors de son premier voyage, trouvé un accueil des plus obligeants. C'est encore l'excellent volume de M. Barbié du Bocage, et la colonisation de Madagascar de M. D. Laverdant qui nous renseigneront à ce sujet.

« Les Français, dit avec raison le premier de ces écrivains, n'ont peut-être pas au même degré que leur voisins d'Outre-Manche, ce caractère aventureux qui les pousse à entreprendre avec leurs seuls moyens la formation de colonies agricoles ; mais on rencontre encore chez eux des individus d'un mérite supérieur, qui n'hésitent pas à sacrifier leurs capitaux, et souvent leur vie, pour obtenir les avantages réservés à tout homme persévérant, dans des contrées où la terre rend au centuple les semences qu'on lui confie, et où les habitants restés barbares accueillent favorablement quiconque les initie aux arts et aux sciences de notre Europe.

« Dans tous les pays on rencontre de ces français qui se sont façonnés aux habitudes des peuples chez lesquels ils vivent, qui ont obtenu une influence réelle, et qui ont fait aimer et respecter leur nation. Par malheur, en maintes occasions, nos gouvernements ne furent pas en mesure de profiter de cette influence, et nous n'avons pu en recueillir les avantages. » Ce qui suit en est un remarquable exemple.

Un Marseillais, M. Joseph Arnoux, associé de la maison Routaunay, de la Réunion, avait fondé à l'embouchure de la rivière Mahéla, dans la province d'Autatsimou, une importante plantation caféière et une sucrerie. En 1828, ces établissements marchaient à souhait, quand Radama vint à mourir. Le gouvernement qui succéda au grand chef Hova, se montra tout d'abord hostile aux projets de civilisation si heureusement inaugurée sous le précédent règne. Mis immédiatement en suspicion, les étrangers, se virent traités avec une telle malveillance, que M. Arnoux prit le parti d'aller à Antananarivo se plaindre directement à la reine. « Il obtint justice, mais il mourut au retour, après avoir fait agréer pour successeur, M. Napoléon de Lastelle, capitaine de la marine marchande de Saint-Malo. Ce dernier prit aussitôt la direction de l'établissement, dont l'importance augmentait chaque jour ; mais en 1829, l'expédition Goubeyre faillit arrêter le cours de ses succès. La cour d'Emirne (1) était exaspérée, et M. de Lastelle reçut l'ordre de monter à Tananarivon. Ses amis le pressaient de s'évader, mais il eut le courage de résister à leurs conseils ; il se rendit auprès de la reine, à laquelle il plut par sa hardiesse, et loin d'être chassé de Madagas-

(1) District de la province d'Ankova, ou est située Antananarivo ou Tanarivou, la capitale Hova.

car, il obtint le renouvellement de son traité, ainsi que le fermage des droits de douane de Fénerife, de Manourou et de Mananzari. » Ces entreprises finirent par acquérir une extension très-considérable, et voici ce qu'en 1844, M. D. Laverdant écrivait de la position de M. de Lastelle : « Avec un petit noyau d'une vingtaine d'agents subalternes européens, il a créé un grand mouvement d'industrie. Il a maintenant plus de cent cinquante charpentiers malgaches ; quelques-uns de ses charpentiers de marine sont capables de construire un navire. Une jolie goëlette de trente tonneaux est sortie de son chantier. Il a des tonneliers, des forgerons ; il fabrique des haches, des pioches et des pelles qui trouvent à se placer très-avantageusement dans le commerce de Bourbon. Il a introduit sur ces établissements un grand nombre de moyens mécaniques, pour faciliter et féconder le travail, que souvent on ne trouvent même pas chez des planteurs de Maurice. M. de Lastelle a multiplié l'arbre à pain, le bancoulier ; il a planté cinquante mille pieds de coco, cent cinquante mille pieds de café. Ses produits en sucre et en rhum sont déjà considérables. La reine Ranavalo a un intérêt dans les établissements de Mahéla et de Mananzari, qui depuis dix ans lui ont rapporté environ sept mille piastres d'Espagne annuellement. M. de Lastelle est considéré et craint à Tananarivon. Les chefs barbares voient avec regret la position importante que ce *vaza* (blanc) occupe dans le pays ; mais comme son industrie accroît pour une bonne part la richesse de la reine, on est obligé de le ménager. » (*Colonisation de Madagascar*).

En 1838, Ranavalo chargea M. de Lastelle d'aller en France, et de lui rapporter pour elle et sa cour, une grande quantité d'objets de luxe, mission dont il profita pour faire connaître au commerce de Marseille les magnifiques produits de la grande île africaine, et pour inspirer en retour aux Madécasses le goût des produits français. Un second voyage, entreprit également sur l'invitation de la reine, en 1842, ne lui fut pas moins profitable.

M. de Lastelle avait, entre autres innovations, fondé à Madagascar deux grandes usines à vapeur, dont les machines sortaient des ateliers de la maison Derosne et Cail de Paris. Les frais d'établissement, nous dit M. Barbié du Bocage, s'étaient montés à 10,600,000 francs, et le produit des exportations de Madagascar allait à 11,500,000 francs. « La maison Routaunay employait pour le seul commerce avec l'île malgache, dix-neuf navires à elle appartenant, et quarante-sept affrétés. Ces navires étaient montés par mille marins. »

« Ces entreprises, ajoute le même auteur, marchaient donc de succès en succès, lorsque surgit la malheureuse collision de 1845, qui remit tout en question. Grâce à la haute influence qu'il avait acquise à la cour d'Emirne, M. de Lastelle échappa encore une fois à la proscription ; il espérait même relever ses affaires ; mais l'interruption continue des relations avec les étrangers anéantit son commerce. Ne pouvant plus vendre les produits de ses établissements, il dut renoncer à son œuvre, et ces entreprises conduites avec tant de persévérance, n'aboutirent qu'à la ruine de leurs auteurs. » Cet homme, si remarquablement plein d'activité et d'intelligence, ne devait survivre que bien peu d'années à ses revers de fortune. Sa mort, du reste, eut pour cause une circonstance toute accidentelle, l'inhalation d'une trop forte dose de chloroforme.

Le paragraphe qui suit fait naître de tristes réflexions. « Si M. de Lastelle eut été sujet anglais, continue M. Barbié du Bocage, il est hors de doute que son gouvernement l'eut secouru d'une manière efficace, et qu'il eut saisi cette occasion d'imposer ses volontés aux Hovas ; mais il était français, et le gouvernement de sa patrie, tout en songeant alors à prendre à Madagascar une position plus tranchée (c'était le moment où l'on formait l'expédition Duvivier), était contrecarré par un fort parti dans les Chambres, qui, loin de ressembler au parlement anglais, qui fait tout céder à l'intérêt national, refusaient de s'associer au projet, par cela seul qu'il émanait du ministère. Peu de temps après éclata la révolution de février, suite naturelle d'une telle manière d'agir, et l'île africaine fut oubliée. — Ce n'est donc ni dans le manque d'aptitude, ni dans les obstacles que présentent à la colonisation certaines contrées qui, comme Madagascar, nous appartiennent, qu'il faut chercher la cause du peu de succès obtenu depuis un siècle par les Français dans les colonies ; c'est dans les graves erreurs, dans les révolutions de la mère patrie. Ce que MM. Arnoux, de Lastelle et Routaunay ont tenté, bien d'autres de nos compatriotes l'ont essayé, quoiqu'avec des moyens moins grands, et ils étaient

dant, un guerrier betsimasaraka, nommé Béoli, qui, ayant passé plusieurs années à bord d'une frégate anglaise, parlait l'anglais d'une manière suffisante pour se faire comprendre.

Le 6 août 1856, dès le matin, les différentes escouades composant la caravane se mirent en marche les unes après les autres, et à une heure, M. Ellis montait dans son palanquin, emportant les souhaits de bon voyage de tous les habitants.

La distance qui sépare Tamatave d'Antananarivo n'est pas moindre de 300 milles. M. Ellis et ses compagnons mirent vingt jours à la franchir. Les limites de ce travail ne nous permettent pas de suivre le voyageur d'étape en en étape, et de décrire les aspects variés des contrées qu'il traversa. Disons cependant que le trajet des premières journées se fit la plupart du temps à travers des plaines sablonneuses, semées de bouquets, de grands arbres morts dépouillés de leur écorce, et n'ayant pour verdure que les orchidées et d'autres plantes parasites, poussées au hasard dans les fissures de leurs troncs. Des étangs ou des marécages bordaient le plus souvent le sentier. Cette région, comme le dit M. Ellis, semblait faite tout exprès pour la fièvre.

guerrier betsimasaraka, nomm
nt passé plusieurs années à boı
nglaise, parlait l'anglais d'une
e pour se faire comprendre.
oût 1856, dès le matin, les dif
s composant la caravane se mi
es unes après les autres, et à un
montait dans son palanquin, en
its de bon voyage de tous les ha
stance qui sépare Tamatave d'
'est pas moindre de 300 milles
compagnons mirent vingt jou
Les limites de ce travail ne n
pas de suivre le voyageur d'é
et de décrire les aspects va
qu'il traversa. Disons cepend
des premières journées se fit la
s à travers des plaines sablo
le bouquets, de grands arbre
s de leur écorce, et n'ayant p
e les orchidées et d'autres plar

Les voyageurs avaient à suivre le littoral pendant une certaine distance avant de prendre la direction de l'ouest. Ils arrivèrent ainsi sur les bords de l'Hivondro ou Yvondrou, large rivière dont le cours présente une succession d'admirables paysages. Dans son *Voyage à Madagascar*, M. Leguével de Lacombe en fait un séduisant tableau. « La rivière d'Yvoudron, dit-il, offre à l'œil du voyageur toutes les merveilles d'une végétation puissante. Des bois gigantesques en suivent le cours, et, enlacés aux flexibles rameaux des palmiers, forment des bosquets aussi impénétrables aux rayons du soleil qu'à l'homme. Leurs branches qui souvent fléchissent sous le poids de fruits savoureux, venaient se plonger dans les eaux en passant pardessus nos têtes, et nous cachaient la rive opposée. Des lianes indigènes admirables par leur délicatesse, par les formes de leurs feuilles et les vives couleurs de leurs fleurs, s'étendaient d'arbre en arbre comme un vaste réseau de soie verte. Mais ces ombrages attrayants sont la retraite de terribles caïmans et de sangliers non moins redoutables. Notre marche était lente, et souvent arrêtée par des troncs d'arbres que l'âge ou la tempête avait abattus, et qui, couchés en travers sur l'eau et dans les endroits où elle est peu profonde, retenaient une masse considérable de végétaux que le courant y accumulait sans cesse. Les oiseaux qui peuplent ces forêts attiraient surtout mon attention. Tantôt j'admirais le plumage brillant du colibri ; tantôt j'écoutais le chant mélancolique de la veuve et le caquetage des perruches noires qui se balançaient sur les branches les plus élevées des arbres voisins. Les perroquets noirs, le ramier vert, le pigeon bleu ou *hollandais*, et une foule d'autres oiseaux annonçaient aussi leur présence, le premier par un cri âpre et perçant, les autres par de doux roucoulements ou des sifflements prolongés. Les aigrettes seules restaient silencieuses et immobiles au bord de l'eau, et elles guettaient les petits poissons pour les harponner de leur long bec. Mon guide me fit remarquer aussi sur une feuille de songe, le *vouroun-saranoun*, cet oiseau, ami et protecteur des hommes qui leur annonce toujours la présence du caïman, et que tous les bons Malgaches vénèrent. »

Après avoir passé l'Hivoudro, nos voyageurs furent rejoints par un officier de Tamatave, envoyé par le gouverneur pour veiller à ce que rien ne leur manquât sur la route. Cette qualification d'officier, qui revient à chaque instant dans le récit du missionnaire anglais, a besoin d'être expliquée. Les officiers indigènes ne sont point nécessairement des gens portant uniforme et revêtus d'un grade dans l'armée ; ce sont des employés occupant une place plus ou moins élevée dans le service de l'Etat, service civil aussi bien que militaire. « La plupart du temps, dit M. Ellis, je n'aurais jamais su que j'avais affaire à des officiers, si les gens de la maison et autres individus chargés de les introduire, n'avaient pas annoncé leur approche par la formule : « Voici les *Mananboninahitra* — c'est-à-dire *les ayants rang*, — qui viennent. » Les officiers ne portaient un costume particulier que dans les occasions solennelles. Ceux d'entre eux qui avaient un grade élevé revêtaient alors une espèce d'uniforme. En voyage, les officiers se reconnaissaient à l'épée dont ils sont armés. Les aides de camp forment aussi une classe particulière d'employés. Leur nom indigène est *dekana*. Cette qualification ne désigne pas un officier ayant certaines fonctions spéciales, elle s'applique aux jeunes gens de l'armée, gradés ou simples soldats, qui s'attachent à un chef et sont considérés comme dévoués aux intérêts de ce chef. Leur nombre n'est limité, paraît-il, que par la popularité du chef ou les vues intéressées de ses suivants. »

M. Ellis a toujours eu à se louer des officiers madécasses, il les a toujours trouvés affables et obligeants. Ainsi, au village d'Ambohibohazo, où il s'était arrêté, il reçut la visite d'un jeune officier de la capitale qui se rendait à la côte, et qui lui offrit spontanément ses bons offices. Entre autres questions, l'indigène demanda au missionnaire anglais s'il savait faire des ballons : il y avait, disait-il, à Antananarivo, un résident français qui savait faire monter dans les airs des ballons avec du feu à l'intérieur, et le même Français savait aussi faire des miroirs et fondre des canons. M. Ellis ayant humblement confessé son infériorité sous ce triple rapport, le jeune homme ajouta courtoisement : « Dans tous les cas, vous savez faire des portraits, car j'en ai vu, et vous avez avec vous des médecines ! » Ce dernier mérite pouvait bien l'emporter sur tous les autres, aux yeux de l'indigène.

A mesure que le voyageur avançait, l'aspect du pays devenait de plus en plus riant. Les vallées étalaient une végétation splendide, les collines, tapissées d'herbe verte ou couronnées de forêts, s'étageaient les unes au-dessus des autres, jusqu'à une chaîne de montagnes qui fermaient au loin l'horizon.

Les Madécasses prétendent que ces monts sont habités par une race de nains auxquels ils donnent le nom de Kimos, et qui vivraient dans les cavernes et se nourriraient exclusivement du lait de leurs troupeaux. M. Eug. de Froberville fait bonne et prompte justice de cette fable, que certains voyageurs ont eu la naïveté de prendre au sérieux. « Le naturaliste Commerson, dit-il (1), dont le nom a fort heureusement d'autres titres à la célébrité, est le premier écrivain qui soit entré dans quelques détails sur ces pygmées, et se soit livré à une dissertation pour démontrer leur existence. Avant lui, le judicieux Flacourt avait pris des informations à ce sujet, mais il ne nous fait part que du résultat de ses recherches : ce sont, dit-il, des fables que racontent les joueurs d'*herravou* (ménestrels malgaches). Ce témoignage d'un homme qui, par son long séjour et ses recherches à Madagascar, la sagacité et l'exactitude de ses des-

(1) *Not. hist. et géog. sur Madagascar.* Ouvr. cité.

criptions, mérite toute confiance, est pour nous d'un grand poids. Le ton de la lettre de Commerson a souvent fait naître en nous l'idée quelle était une plaisanterie spirituelle dont l'abbé de Choisy (ou celui qui l'a fait parler) avait donné l'exemple un siècle auparavant. Turetière nous apprend dans son *Ana* (Paris, 1696) qu'il circulait vers la fin du dix-septième siècle, des copies d'une lettre fort curieuse où il en était fait mention, ainsi que d'une foule d'autres prodiges à Madagascar. Elle est intitulée : « Lettre envoyée de San Jacob, en l'île de Madagascar, à M. l'abbé de Marins, par M. l'abbé de Choisy, et qui a esté adressée à M. l'abbé de Saint-Martin, escuyer, seigneur de la Mare du Désert, premier docteur en théologie de l'université de Rome, et protonotaire du Saint-Siége, pour la faire voir au public. » La simple mention de ce dernier personnage connu par sa laideur, son costume grotesque, ses habitudes ridicules, sa vanité, son ignorance et sa crédulité, suffit pour indiquer que cette pièce est un piége tendu aussi bien à la simplicité des amateurs de prodiges qu'à l'ignorance vaniteuse de l'abbé de Saint-Martin. De même, Commerson s'adresse aux amateurs du merveilleux, qu'il a révoltés en réduisant à six pieds la taille prétendue gigantesque des Patagons, et leur offre *en dédommagement* « une race » de pygmées qui donne dans l'excès opposé. » Il décrit minutieusement ces demi-hommes, les « Kimos, » comme l'abbé de Choisy avait fait les « Tarisbos. » Il fait connaître leur caractère, leurs mœurs, leur adresse, leur intelligence et leur ardeur belliqueuse, « qui se trouve être en raison double de leur taille. » Il parle ensemble de leur pays, de leurs troupeaux, de leurs occupations. Le Gentil (voy. *Aux Indes orientales*) a réfuté victorieusement toute cette histoire dont maint savant a été la dupe, et que réveille encore de temps en temps quelque auteur paradoxal. Ce n'a pas été sans surprise que nous avons vu les missionnaires anglais ressusciter dernièrement les kimos. Leurs connaissances se bornant à la province des Hovas, ils ont retrouvé les Kimos chez les Hovas ; ils observent bien des différences, par exemple, celle de la taille, mais c'est pour eux une bagatelle, ils ne s'y arrêtent pas. « Le point le plus sujet à con» troverse, de cette relation, concerne, disent» ils, la taille des Kimos ; il doit y avoir là » quelque erreur ; presque tout le reste est

» croyable. » La fable des Kimos ou peuple de nains existe en Afrique. A Mombase, le lieutenant Thomas Boteler, qui faisait partie de l'expédition du capitaine Owen sur la côte d'Afrique, reçut des naturels, l'assurance positive qu'il existait, à un mois et demi de marche dans l'intérieur, un district peuplé par une race de pygmées dont la taille atteignait à peine trois pieds. Ce peuple s'appelait *Mberrikimo.* La ressemblance de ce nom avec les Kimos n'est pas assez grande pour que l'on puisse en tirer la conséquence de leur parenté ; mais le renseignement de Boteler, constatant chez les Africains l'existence de récits absolument semblables à ceux que l'on a recueillis à Madagascar, méritait d'être signalé.

M. Leguével de Lacombe a aussi cherché à s'éclairer sur l'existence de cette race singulière, mais aucun de ses guides n'a pu lui en indiquer la véritable résidence. Les Betsilos ont pu, selon lui, plus que tous les autres indigènes de l'intérieur, prêter à cette fable bizarre. « Je n'oserais, dit-il, hasarder aucune conjecture sur l'origine des Betsilos ; mais la position qu'ils occupent dans l'île étant la même que celle assignée par Commerson, Raynal et Modave aux prétendus nains ou Kimos, il m'a paru vraisemblable que l'histoire fabuleuse de ces nains, conservée par la tradition, a pu être appliquée aux Betsilos, race d'hommes qui, par sa taille, sa couleur, sa structure et ses habitudes, se rapproche le plus du portrait que les poëtes malgaches font des Kimos. Les Malgaches qui racontaient ces histoires du temps de Flacourt, ne voyageaient pas alors comme aujourd'hui dans toutes les parties de l'île; plusieurs peuplades indépendantes et sauvages séparaient les Autavarts des Betsilos, et ils se seraient exposés à l'esclavage ou à la mort, s'ils avaient osé traverser leur territoire. C'était donc très-rarement que quelques Malgaches isolés rencontraient des Betsilos, dont la petite taille, la couleur et les traits devaient les étonner. (Ils ont le teint olivâtre, les yeux roux, le visage alongé, la lèvre juive, le nez aquilin, les membre grêles et mal conformés). Les Betsilos voyagent rarement et sont presque sans industrie; leur vie est aussi frugale que celle des prétendus Kimos. Ils se nourrissent de laitage, de riz et de racines. Ils ne tuent de bœufs que rarement, pour célébrer quelque fête (1). Les cours d'eau se multipliaient sur la route suivie par M. El-

(1) Longuével. Cité par A. Tardieu. *Encyclop. mod.*

lis. La caravane en traversa jusqu'à huit dans la même journée. Malheureusement, toutes les rivières et les lacs de Madagascar qui ne sont pas dans le voisinage immédiat de la mer, sont remplis de crocodiles. Il est de ces sauriens qui atteignent une taille énorme, et, dans quelques parties de l'île, ils ne craignent pas d'attaquer les canots. Les indigènes ont à leur endroit d'étranges sentiments. « Ils les redoutent, dit M. Ellis, comme possédant un pouvoir surnaturel, et ils les invoquent dans leurs prières ou recherchent leur protection à force de déférence, plutôt que de les attaquer. Brandir seulement une pique au-dessus de l'eau, serait regardé comme une sacrilége insulte à ces souverains des ondes, une insulte qui mettrait en péril la vie du coupable la première fois qu'il s'aventurerait dans l'eau. Les dents de crocodile sont portées comme talismans, et l'on en fait en argent et en or dans un double but d'ornement et de sécurité. Le joyau central de la couronne royale est une dent de crocodile en or. Cependant, cette crainte du crocodile est proportionnelle à leur taille. Les indigènes ne se font pas scrupule de détruire les petits. Ils récoltent aussi les œufs, qu'ils font bouillir et sécher au soleil, pour les conserver en sacs comme aliments. Ces œufs sont gros, de forme plutôt allongée qu'ovale, et on les recueille en grand nombre. Un missionnaire qui, pendant une saison de chasse, voyageait au bord des lacs, a vu ramasser plus de 500 œufs de crocodile par une seule famille d'indigènes.

Le crocodile mâle mange, dit-on, les petits; d'un autre côté les oiseaux et les serpents détruisent une grande quantité d'œufs. Malgré tout, néanmoins, le nombre de ces sauriens est fort alarmant. On fait du crocodile un être timide qui fuit au moindre bruit ou lorsqu'on agite violemment l'eau. Il y a là exagération et méprise tout à la fois. Dans une relation fort intéressante de la fuite de plusieurs familles de chrétiens indigènes à travers les provinces septentrionales de l'île, relation donnée à M. Ellis, il se trouve, entre autres détails, des dangers courus par les fugitifs, des histoires fort peu rassurantes de rencontres de crocodiles, écoutons le narrateur :

« Nous entrâmes alors, dit-il, dans un massif de jeunes bambous, dans plusieurs endroits duquel nous avions de l'eau jusqu'aux genoux et où nous étions environnés de crocodiles.

Nous demeurâmes cachés neuf jours dans ce bois sans avoir autre chose que de l'argile et de l'eau pour apaiser la faim qui nous torturait. Le terrain tout entier n'était que marécages et nous ne pouvions nous exposer et prendre un peu de sommeil que quand il nous arrivait de rencontrer un petit tertre ou un arbre. Nous nous trouvâmes souvent en face de crocodiles monstrueux, nous mîmes même plus d'une fois le pied sur ces horribles bêtes, et quand nous nous étendions la nuit pour dormir, nous sentions leur odeur tout près de nous. »

La première fois que M. Ellis lut cette relation, trois des fugitifs assistaient à la lecture, il leur exprima son étonnement et leur demanda si réellement il leur était arrivé de marcher sur des crocodiles. Ces hommes affirmèrent le fait, ajoutant, que quand le reptile était dans l'eau et qu'il avait sa proie devant lui il devenait terrible, mais que quand on marchait sur lui dans un marécage, il avait l'air fort effrayé, et loin d'attaquer, essayait de fuir ou de s'enfoncer plus avant dans la vase.

L'auteur de la relation continue en ces termes :

« Nous n'espérions pas échapper et nous nous attendions à périr tous dans ce marais.

Au bout de neuf jours, heureusement, nous rencontrâmes un terrain ouvert, et quand nous eûmes marché pendant quelque temps, nous arrivâmes à un endroit tout rempli de nymphéas. Nous cueillîmes et mangeâmes les feuilles de ces plantes et nous demeurâmes cinq jours dans le lieu où cette nourriture s'était offerte à nous. Peu de temps après nous être remis en route, nous arrivâmes sur les bords d'une large rivière où nous nous arrêtâmes deux jours. Là nous coupâmes une grande quantité de grandes herbes que nous liâmes en bottes pour en faire un radeau. Nous tressâmes aussi avec cette herbe une longue corde pour tirer le radeau à l'autre bord. Je traversai alors la rivière à la nage en tenant l'extrémité de la corde. Ma femme et une de ses compagnes placèrent le petit enfant et les paquets sur le radeau et je tirai celui-ci tandis qu'elles nageaient de chaque côté, afin de le maintenir en équilibre. De cette manière nous gagnâmes la rive opposée sains et saufs, malgré la rapidité du courant et le grand nombre de crocodiles dont la rivière était empestée. »

A mesure qu'on quitte les régions basses et malsaines de l'île, on rencontre en abondance ce magnifique et précieux végétal que les savants ont baptisé du nom d'*Uraniæ Speciosæ*, et que la reconnaissance a appelé « l'arbre du Voyageur. » Lorsqu'il sort de terre, sa jeune tige est épaisse et succulente comme celle du bananier. De son centre partent de longues et larges feuilles superposées sur deux rangs de manière à former un vaste éventail. A mesure que la tige s'élève, les premières feuilles se sèchent, tombent, et le tronc présente l'aspect de celui du palmier. Beaucoup de ces arbres ont jusqu'à 10 mètres de hauteur avant les premières feuilles. Ils portent généralement vingt ou vingt-quatre de ces feuilles; chacune d'elles est pourvue d'une longue tige rigide de 8 à 10 pieds : c'est au bas de cette tige et dans l'angle qu'elle forme en s'écartant du tronc, que s'accumule l'eau des pluies. Cette eau se conserve si bien là, que pendant la sécheresse l'arbre est un précieux réservoir où le voyageur peut trouver à étancher sa soif. De là le nom que porte cet arbre. Mais, à Madagascar, on pourrait tout aussi bien l'appeler « l'arbre du Constructeur, » car il entre presque seul dans la construction de toutes les maisons de la côte orientale de l'île. Ses feuilles servent à la toiture; avec leurs longues tiges on fait les cloisons et même les murs extérieurs ; enfin l'écorce battue du tronc sert de parquet. En outre, la partie verte de la feuille remplace le papier d'emballage pour les paquets, et les indigènes l'emploient encore en guise de nappe, de plats, d'assiettes, etc.

Cet arbre providentiel, aux mérites si variés, a, du reste, de puissants rivaux dans les immenses forêts vierges qui sillonnent la grande île africaine. Les bois sont une des plus riches productions de Madagascar. Les essences en sont extrêmement nombreuses. On en compte plus de cent cinquante, depuis le colossal boabab, ce géant des tropiques, jusqu'au délié chrysopia qui s'élance tout droit et d'un seul jet jusqu'à vingt mètres de hauteur, et peut servir à mâter les plus grands vaisseaux. « Les plus remarquables, dit M. Albrand, dans son mémoire sur Anossi et le Fort Dauphin (1), sont : le *hazingue*, arbre très-droit, et qui parvient à une grande hauteur ; on l'a souvent employé pour mâture et il donne par incision une gomme que les français du temps de Flacourt substituaient avec avantage au goudron ; cet arbre croit en abondance sur le bord des lacs

(1) *Annales marit. Revue coloniale* 1847.

et au pied des montagnes; l'*endrangnendra*, bois d'une excessive dureté, très-propre aux constructions de tout genre et très-renommé chez les Malgaches par son incorruptibilité : il est jaune et exhale une odeur assez analogue à celle du sandal; le *toumboubitsi*, très-beau bois, avec lequel les Malgaches font les manches de leurs sagaies, et dont la couleur rose à l'intérieur prend à l'air une teinte noire susceptible d'un très-beau poli et comparable à la plus belle ébène; le *takamaka*, nommé ici *vinting*, qui croit dans les montagnes et dont le tronc creusé par la hache forme des pirogues d'une seule pièce, étonnantes par leurs proportions; le *tamarin*, que les naturels appellent *monti*, et qui par la beauté de sa verdure, la masse de son feuillage et l'élégante hauteur de sa cîme, est un des plus beaux arbres de ce pays; le badamier, nommé *atafa*, qui croit au bord des eaux; le raventsara qui s'élève au haut des montagnes et ne fructifie que tous les trois ans; il donne une baie d'un goût piquant et aromatique; cette épicerie encore peu connue en Europe, est préférée par beaucoup de personnes à celle des Moluques et de l'Inde dont elle semble réunir tous les parfums et toutes les saveurs ; le *filao* appelé par les naturels *anacaou* : cet arbre qui couvre les rivages de Madagascar du nord au sud, est, je crois, le même que le *casuarina* de la Nouvelle-Hollande ; l'espèce qui croit à Madagascar est fort dure et donne d'excellent charbon ; le *rara*, bois tendre qui se corrompt très-aisément et distille une résine rouge qu'on dit être le sang-dragon ; le *ravenal*, moins commun ici que dans le nord, arbre très-utile comme on sait ; le *haram*, indiqué par Flacourt comme propre à faire des bordages et d'où l'on tire une gomme très-odoriférante ; le halampon, dont le bois rouge est spécialement réservé pour les cercueils des chefs ; l'*Afoupoutsi*, dont l'écorce flexible et fibreuse est employée par les naturels qui en font des cordes assez fortes, mais que corrompt facilement l'humidité ; le *tateka*, arbre très-remarquable, dont les feuilles et l'écorce et le bois brûlé exhalent une odeur agréable ; quelques personnes prétendent que c'est le bois d'aigle, si estimé dans l'Orient, qu'il s'y vend au poids de l'or ; l'*arandranton*, d'où découle une gomme que Flacourt prétend être le succin. Parmi les bois d'ébénisterie on doit distinguer l'*acafrata*, bois très-veiné ; le natte et plusieurs variétés d'ébéniers; enfin des arbres propres aux teintures, et entre autres, le *roupack*, le *chacoua*, le *mera,* dont les écorces bouillies avec le fil de coton le teignent en rouge d'une manière ineffaçable. »

Nulle part au monde la marine ne trouverait un pareil choix. « On ne peut mieux faire connaître les ressources offertes par certains points des côtes de Madagascar aux constructions navales, qu'en rappelant l'événement arrivé à Mahé de La Bourdonnais. Cet illustre marin, parti de l'Ile de France et surpris par une effroyable tempête, eut à peine le temps de gagner un point quelconque de la côte orientale de cette île : la baie d'Antougil. En arrivant sur une plage inconnue, il désespérait presque de remettre en état de prendre la mer ses navires que l'ouragan avait avariés de toutes parts, lorsqu'il trouva à une lieue du rivage, près de l'endroit où le hasard l'avait fait aborder, des bois de construction assez beaux et en assez grande quantité, pour réparer en six semaines, les neuf vaisseaux de guerre qui lui restaient. C'est avec cette flotte qu'il faillit anéantir la puissance anglaise dans les Indes (1).

(1) Barbié du Bocage. *Ouvr. cité.*

L'accueil que recevait M. Ellis dans les villages où il faisait halte, n'était pas toujours des plus récréatifs, témoin la sérénade qui lui fut donnée à Ranomafana — lisez *Eau-Chaude* — village dans le voisinage duquel se trouvent des sources thermales. « J'avais à peine fini mon repas du soir, dit notre missionnaire, qu'une troupe d'indigènes vinrent encombrer le devant de la maison, et se mirent à faire un vacarme épouvantable, sous prétexte de musique et de chants. En face de la porte, un homme et une femme tenaient chacun par un bout, un bambou creux, de six pieds de long et de trois pouces de diamètre à peu près, sur lequel cinq femmes rangées d'un même côté frappaient à tour de bras, en marquant la mesure d'un espèce de chant monotone qu'elles vociféraient. Le tapage était tel, que je fus ravi de pouvoir m'en débarrasser moyennant une pièce de monnaie. Un de mes porteurs qui, le jour même, avait eu mon palanquin sur les épaules pendant une vingtaine de milles, dansait au son de cette musique, ce qui me prouva que le poids de ma personne ne l'avait pas trop fatigué. En quittant ma porte, les musiciens allèrent s'établir dans la maison voisine, où ils continuèrent leur concert jusqu'après minuit. »

Le voyageur ne pouvait pas s'arrêter à Ranomafana sans visiter les sources. Ce fut même son premier soin. Il s'y fit conduire par ses porteurs, dès que son palanquin eut été mis en sûreté. Après une marche d'un demi-mille, ils traversèrent une rivière, et trouvèrent à quelques pas de l'autre rive, la source thermale qui bouillonnait sur un fonds de sable. L'eau était chaude à la main au sortir de la source, et un thermomètre farenheit plongé dans la source même, s'éleva immédiatement de 78° à 140°, maximum de division de l'instrument. Des globules montaient continuellement à la surface, mais l'eau n'avait aucune saveur particulière. Les indigènes, en portant M. Ellis sur l'autre bord de la rivière, lui dirent que le sable du lit et le fond de l'eau de cette même rivière, profonde d'environ quatre pieds, était complétement chauds du côté des sources, bien que la surface du courant fut seulement tiède.

Madagascar est le paradis des souris et des rats. Les chats et les hiboux étant considérés comme des animaux de mauvais augure, on n'en laisse rôder aucun autour des maisons, ce qui fait que les petits rongeurs en prennent à leur aise. M. Ellis s'aperçut bien vite qu'en laissant la nuit ses vêtements auprès de son lit, ceux-ci couraient le risque d'être dévorés ; aussi avait-il contracté l'habitude, en se couchant, d'enfermer tout jusqu'à sa casquette dans une valise qu'il suspendait par une corde à l'une des solives de la toiture. Une nuit que se sentant indisposé, il avait étendu sa robe de chambre sur son lit, comme couverture supplémentaire, il la trouva percée à jour le lendemain matin. Plus d'une fois aussi le foulard de soie dont il s'enveloppait la tête, avait subi de graves atteintes pendant son sommeil. Mais au village de Ranomafana, un désagrément plus pénible l'attendait : il découvrit à son réveil que les rats lui avaient mangé à moitié un vocabulaire manuscrit qu'il conservait d'ordinaire sous le coussin de son palanquin.

Les superstitions madécasses ont souvent tout le grotesque de celles des peuplades les plus barbares. Un jour, M. Ellis voit presque tous ses porteurs mouchetés au visage de petites taches de boue blanche, et avec des cercles de boue tracés autour des yeux. Il s'informe et apprend que ces maculations sont des charmes contre les mauvais rêves de la nuit précédente. Une autre fois, des morceaux de bois d'une certaine forme, et plantés dans un certain ordre symétrique, mettent son esprit à la torture : ces morceaux de bois étaient des objets de culte pour les habitants du village voisin, des idoles, en un mot.

« A Madagascar, dit M. Leguével de Lacombe (1), la naissance des filles ne donne lieu à aucune réjouissance ; cet événement paraît produire au contraire un sentiment pénible sur tous les membres de la famille. Si c'est un garçon, l'allégresse est générale, après toutefois que les parents ont consulté l'*ombiache*, astrologue et médecin qui décide s'il doit vivre ou mourir, car s'il était né dans une heure ou un jour réputés malheureux, il serait ou précipité dans une rivière, ou exposé dans une forêt, ou enterré vivant. Malheureusement pour les Malgaches, leurs astrologues reconnaissent un très-grand nombre d'heures et de jours malheureux. Le père du nouveau-né, entouré de ses proches et amis et aidé par un *ombiache*, plante en terre sa plus belle sagaie ornée de guirlandes de feuillage, à la tête de la natte où l'enfant repose ;

(1) *Ouvr. cité.*

l'*ombiache* s'en approche avec son *mampila*, tire l'horoscope, et la famille attend avec anxiété le résultat de ses calculs cabalistiques. Le mampila est une planchette avec des bords peu élevés, divisée en quatre compartiments de diverses couleurs, par des lignes qui vont d'un angle à l'autre, elle est couverte d'une légère couche de sable fin, sur laquelle l'*ombiache* trace des caractères arabes en murmurant des paroles mystiques, parmi lesquelles revient souvent le mot *zan*, enfant. Cependant, on suspend au cou du nouveau-né des *fanfoudis* pour le préserver des *mouchanes* que les agents du mauvais génie devaient répandre autour de sa natte. Si l'arrêt de l'*ombiache* est favorable, tous les assistants sont invités à un banquet que terminent des danses guerrières ou *mitava*. » Cette coutume fait périr chaque année un grand nombre d'enfants.

La manière barbare dont la justice est rendue est une autre cause de dépeuplement. Pour reconnaître la culpabilité de l'accusé, les juges le forcent à boire le suc du fruit d'un arbre appelé *tanghin*, poison violent dont les effets sont très-rapides (1). « Le plus grand crime, celui dont

(1) Voici d'après Chapelier la description du tanghin *(Pétendrie Monogyrie)* : « Fleurs terminales et paniculées; corolle infundibu-

les indigènes s'accusent le plus souvent entre eux, écrit M. Barbié du Bocage, est la sorcellerie. Qu'un Malgache en veuille à un autre, il le flétrit aussitôt du nom de sorcier, et le malheureux est traduit devant le juge ou bourreau. Pour prouver qu'il n'est pas sorcier, il est forcé de boire la terrible liqueur : si son estomac rejette le poison, il est déclaré innocent, et en est quitte pour de très-violentes douleurs, dont une grave maladie ou l'imbécilité sont la suite presque inévitable, dans le cas contraire, il est dé-

liforme à cinq divisions obliques et rases; gorge fermée par cinq écailles garnies d'un duvet blanchâtre; tube très-long canelé et velu intérieurement; étamines sessiles; anthères portées sur des espèces de filets qui font corps avec le tube de la corolle et ayant à leur sommet une saillie en forme de crochet, sur laquelle la stigmate est soutenue; style grêle de la longueur de la corolle; stigmate en tête et velu à son sommet; corlue à cinq divisions blanchâtres pointues, dont trois extérieures grandes et deux intérieures plus petites; sedoncule long et verdâtre. Chaque bifurcation de la panicule est enveloppée à sa base d'une bractée concave et blanchâtre. Feuilles épaisses pétiolées, oblongues, entières et bordées d'un cartilage. » — Cet arbre ressemble pour la taille et la grosseur au manguier; ses feuilles sont d'un vert plus foncé et son fruit est un peu plus allongé et moins gros que les mangues moyennes; d'un côté il est vert et de l'autre rouge. Dans ce fruit se trouve un noyau pareil à celui de la mangue, mais un peu plus petit qui renferme une amande divisée en deux comme le haricot. L'inciscou fait sortir de l'arbre un lait âcre et verdâtre qui est très-corrosif. Jamais, dit-on, les oiseaux ne se reposent sur ses branches; sous son feuillage on ne voit ni insectes ni fourmis; cependant il existe sur le bord des rivières, où cet arbre se plaît plus qu'ailleurs, une petite espèce de crabe que les naturels nomment *foza coucou,* qui mange l'amande du tanghin. — Les sakalaves, ou habitants de l'Ouest, distinguent deux sortes de tanghin : le mâle *(Tanghé lahé)*, et le femelle *(T. vavé)*. Le premier donnerait inévitablement la mort à quiconque aurait l'imprudence d'en goûter. Le second, moins violent, est le seul qui soit périodiquement employé. — (*Encycl. mod.*, art. *Madagascar.*)

claré coupable, et on le laisse périr misérablement. On peut surtout se faire une idée de cette épouvantable justice, et des désastres qui en sont la suite, lorsqu'on sait que la dose de poison que doit avaler le patient est entièrement à la discrétion du juge, et que ce dernier partage avec le délateur et le chef du gouvernement Hova, les biens de la victime si elle est reconnue coupable, c'est-à-dire si elle meurt. Radama, sollicité un jour par des Européens pour faire cesser dans ses Etats ce terrible fléau, répondit à ceux qui le sollicitaient : « Trouvez-» moi un impôt qui, comme celui-ci, remplisse » mes coffres et fournisse aux besoins de mon » armée. » Malgré cette parole cruelle, ce prince fit quelques efforts pour faire cesser l'emploi du tanghin, ou du moins pour qu'il fut moins fréquemment mis en usage; mais sous son successeur, la reine actuelle, ce poison n'est plus seulement employé pour éprouver les accusés ou punir les coupables, il sert à tout propos. Ainsi, pour citer un fait entre mille, ce *Caligula femelle* voulant un jour avoir auprès d'elle, comme chanteuses ou danseuses, un certain nombre de jeunes filles de neuf à dix ans du pays d'Anossi, fit prendre les trente-quatre plus belles qu'on put trouver dans cette contrée. Toutefois, comme elles pouvaient avoir de mauvaises intentions à son égard, avant de les laisser pénétrer en sa présence, elle ordonna qu'on leur fit subir l'épreuve du tanghin. Le nombre qu'elle avait primitivement demandé put à peine être complété, et dans quel état! Sur trente-quatre, dix-huit étaient mortes sur-le-champ dans d'affreuses tortures, une dix-neuvième eut assez de force pour se relever; mais elle fut aussitôt tuée à coup de pierre, n'étant pas considérée comme assez pure pour approcher de sa souveraine. M. de Lastelle estime que le tanghin a tué à Madagascar, de 1823 à 1844, plus de 150,000 personnes.

« Il y a aussi le tanghin civil, ou épreuve qui, dans un procès, donne raison à l'un ou à l'autre parti : seulement, dans ce cas, le poison est administré à un certain nombre de poulets; si la majorité de ces pauvres innocents survit, le requérant a tort, et il supporte tous les frais et dépens (1). »

Le tanghin n'est pas du reste le seul élément employé dans ces espèces de jugements de Dieu; les crocodiles lui font une sérieuse concurrence.

(1) Barbié du Bocage, *Ouvr. cité.*

Ainsi très-souvent il arrive que des individus supposés criminels sont obligés de prouver leur innocence en traversant à la nage un certain nombre de fois déterminé par la gravité du délit, les rivières peuplées de ces dangereux animaux. A Matatane, M. Leguével fut témoin d'une épreuve semblable que subissait une jeune fille de seize ans, accusée par un parent jaloux et cupide, d'avoir eu des relations coupables avec un esclave, crime réputé horrible dans le pays. La malheureuse enfant dut plonger trois fois devant l'îlot qui sert de repaire à ces terribles amphibies.

« Il existe encore, poursuit M. Barbié, une manière de tirer l'ivraie d'avec le bon grain, mais elle n'est employée que sur les côtes. On conduit le prévenu au bord de la mer, jusqu'à ce qu'il ait de l'eau à la hauteur des genoux ; si alors une vague en se brisant sur lui fait jaillir quelques gouttes plus haut que la ceinture, il est réputé coupable, et ses voisins le percent à coups de sagaie.

» Ce qu'il y a de plus remarquable dans ces sortes de jugements, ajoute le même auteur, c'est la bonne foi des indigènes, bonne foi poussée si loin, que jamais l'accusé n'essaie de se soustraire au sort qui l'attend. »

A côté de ces révoltantes coutumes, il en est une qui du moins fait honneur aux Madécasses, ce qui rappelle la fraternité d'armes des anciens chevaliers ; c'est *le serment du sang*. Au moyen de cette formalité, dit M. L. Carayon (1), « Deux individus qui se conviennent cherchent à resserrer encore les liens d'amitié qui les unissent. La cérémonie se célèbre en présence des notables de l'endroit, et consiste à se tirer un peu de sang de part et d'autre, à le recevoir sur un morceau de gingembre, à en faire l'échange et à l'avaler en prononçant des imprécations terribles contre celui qui viendrait à manquer à cet engagement solennel. Alors leur sort est lié, ils sont frères et se doivent assistance dans toutes les occasions de la vie. Cette alliance servait particulièrement à ceux qui, voulant faire le commerce dans l'intérieur de l'île, avaient besoin de se créer des amis dévoués dans les pays qu'ils devaient traverser, afin d'assurer à leur négoce une protection qui n'existe pas légalement. » M. Leguével de Lacombe a, dans le

(1) *Hist. de l'établiss. français de Madagascar pendant la Restauration.*

cours de ses voyages, contracté très-souvent le serment du sang. Voici en quels termes il raconte une de ces cérémonies, — la scène se passait dans un village de la province de Bétaniména, sur la côte orientale de l'île :

« Un vieillard presque septuagénaire, ancien ministre du chef d'Andévourante, remplissait les fonctions de prêtre et de magistrat. Il prit dans son *seidik*, un rasoir et deux petits morceaux de *sakarivo* (gingembre), une balle, une pierre à fusil et du riz en herbe, puis il mêla à tous ces objets quelques grains de poudre qu'il prit dans sa corne de chasse. Après avoir déposé sur la natte qui couvrait le plancher, le rasoir et le gingembre, il mit le reste dans un bassin d'eau limpide qu'un esclave venait d'apporter. Prenant ensuite deux sagaies des mains d'un officier du chef, il plongea la plus grande dans le bassin, et l'appuya au fond du vase. Il se servit de l'autre sagaie pour frapper sur le fer de la première, comme les nègres sur un tam-tam, en prononçant la formule du serment. Il me demanda plusieurs fois, ainsi qu'à mon futur parent, si je promettais de remplir tous les engagements que ce serment m'imposait. Sur notre réponse affirmative, il nous prévint que les plus grands malheurs retomberaient sur nous, si nous venions à y manquer. Puis il prononça les conjurations les plus terribles, en évoquant *Angatch*, le mauvais génie. Ses yeux s'animèrent par degré et prirent une expression surnaturelle, lorsqu'il nous dit d'une voix sonore et fortement accentuée : « Que le Caïman vous dévore » la langue (*alela-vouaï !* imprécation très-com» mune dans la langue des Malgaches ; ils la » font suivre ordinairement du mot *kafiri*, juron » qui paraît avoir été importé par les Arabes) ; » que vos enfants soient déchirés par les chiens » des forêts ; que toutes les sources se tarissent » pour vous ; et que vos corps abandonnés aux » *vouroundoules* (effraies) soient privés de sé» pulture si vous parjurez. » Cette première partie de la cérémonie terminée, le vieillard fit à chacun de nous une petite incision au-dessus du creux de l'estomac, imbiba les deux morceaux de gingembre du sang qui en coulait, et donna à avaler à chacun de nous celui qui contenait le sang de son frère. Il nous fit boire aussitôt après, dans une feuille de ravenala, une petite quantité de l'eau qu'il avait préparée. En sortant pour nous rendre à un banquet de rigueur servi sur le gazon, nous reçûmes les félicitations de la foule qui nous entourait.

D'après les croyances des Hovas, l'homme aurait encore dans la tombe une sorte d'existence matérielle. Ainsi, un officier hova d'un rang élevé, mort dans la capitale peu de temps avant l'arrivée de M. Ellis, avait assemblé ses fils à son chevet, et leur avait fait promettre de venir de temps en temps enlever la large pierre qui fermerait la porte de son tombeau, pour laisser le soleil réchauffer la place où reposeraient ses restes. Cette sollicitude pour leur sépulture est, paraît-il, particulière aux chefs hovas. A quelque distance d'un village qu'il venait de traverser, M. Ellis aperçut le tombeau récent d'un chef de cette nation. Le mausolée consistait en un espace d'une dizaine de mètres carrés enclos de murs de pierres hauts de 4 ou 5 pieds. L'intérieur de l'enceinte avait été rempli de terre jusqu'à la hauteur des murs, et au centre s'élevait une petite construction de pierres.

Cette sépulture était située au point culminant d'une colline dominant le village, et entourée d'un amphithéâtre de montagnes boisées. Le paysage était magnifique : pour en mieux jouir, le voyageur descendit de son palanquin et fit à pied un trajet assez long bien que le sol fut mouillé et que le sentier traversât plusieurs parties de forêt. Une fois ou deux, de soudaines éclaircies lui permirent d'apercevoir encore la mer au loin derrière lui. Toutefois de tristes pensées s'associaient à ce splendide spectacle :

« A l'ouest, ou devant nous, à mesure que nous montions, s'étageaient les hautes montagnes boisées que nous devions traverser, et au-delà de ces montagnes s'étendaient les frontières d'Emirne ; à l'est, et immédiatement au-dessous de nous, se développait une longue vallée en partie couverte de cultures ; courant du nord au sud sur le flanc opposé de cette déchirure du sol, les pentes des montagnes que nous venions de passer, étalaient au soleil leur tapis de prairies, de rochers et de forêts ; puis bien loin dans la distance, par-delà ces montagnes, apparaissait la ligne bleue de l'Océan. Ce lieu, tout entouré qu'il est, de sites grandioses, porte chez les Hovas le nom de « sommet des larmes » en souvenir des douleurs dont il avait été tant de fois témoin quand le commerce des esclaves, aboli en 1817 par un traité entre Radama et l'Angleterre était en pleine activité. « Avant cette époque, trois à quatre mille malheureux étaient exportés annuellement de Madagascar. Le plus grand nombre venait de la capitale où on les réunissait après les avoir tirés des provinces éloignées. Là les agents des traficants venaient les acheter pour les emmener ensuite à la côte. C'est donc de ce point culminant que le malheureux esclave chargé de fers, et sur le point de quiter à tout jamais sa patrie, apercevait pour la première fois la mer, cette mer dont les vagues allaient l'emporter dans une terre inconnue, de rudes travaux, de misère et de mort. Quand il atteignait ce lieu, en même temps qu'il apercevait l'Océan, il pouvait voir encore les sommets de sa chère Emerine. Rien d'étonnant donc que le nom de « sommet des larmes » ait été donné à ce lieu. »

Le traité pour l'abolition du commerce des esclaves conclu en 1817, continue M. Ellis, fut fidèlement observé par Radama ; ce prince, poussa même le zèle jusqu'à faire mettre à mort des membres de sa propre famille qui l'avaient enfreint. Mais en l'absence de sir R. Fargnhas parti en congé pour l'Angleterre, il fut violé par le général Hall, qui remplissait à Maurice l'intérim du gouverneur, et qui rétablit le commerce des esclaves. En 1820, au moment où l'agent anglais, envoyé pour renouveler le traité, faisait route pour Antananarivo, il rencontra, à peu de distance de ce même « sommet des larmes, » une troupe d'esclaves, composée d'un millier environ d'individus qui étaient conduits d'Emerine à la côte. Chacun de ces malheureux était attaché à une lourde chaîne par un gros anneau rivé au poignet, et portait en outre un lourd fardeau.

La partie la plus pénible du trajet de la caravane fut la traversée de la forêt d'Alamazaotra, l'une des plus grandes de l'île. Elle a plus de 40 milles de largeur ; c'est une portion de la vaste ceinture de grands bois qui, à peu près à la même altitude, traverse les principales provinces de Madagascar. Le sol est de la nature la plus inégale, semé de précipices et de profondes déchirures, on y rencontre une grande variété d'arbres, parmi lesquels de véritables colosses. « La route est ici effrayante, écrit M. Ellis ; le sol est une argile ferme avec des trous profonds, pleins de boue et d'eau. Notre chemin était parfois couvert d'eau, mais le plus souvent il ne présentait qu'une succession de ravins glissants, exigeant de nombreux détours à cause des arbres gigantesques qui étaient tombés en travers de la voie. Les flancs, à la fois argileux et rocailleux de ces ravins étaient quelquefois si raides, qu'allongé comme je l'étais dans mon palanquin, mon corps prenait la position verticale, et qu'il fallait souvent, dans ces circonstances, dix ou douze hommes pour me porter. Je ne me sentais pas assez bien pour marcher (la fièvre avait pris en route notre voyageur); mais une fois ou deux je fis arrêter mes porteurs pour qu'ils se reposassent. Dans ces difficiles passages je compris toute la valeur de ce mot de Radama, qui disait avoir à son service deux généraux, le général *hazo* (forêt) et le général *tazo* (fièvre), sur lesquels il se reposait parfaisement pour arrêter toute armée d'invasion. Il serait en effet impossible à une armée de traverser un pays comme celui-ci. Je compris aussi bien vite comment, en 1816, quelques-uns des hommes du capitaine Lesage s'étaient jetés par terre en déclarant qu'ils mourraient plutôt que d'avancer plus loin. Il faudrait plus d'une existence d'homme pour établir une route même passable, à travers cette région.... »

« Nous étions encore en pleine forêt quand le soleil se coucha, mais nous continuâmes notre marche en suivant le cours d'un ruisseau. Des lumières qui finirent par se montrer, nous indiquèrent que nous approchions d'un poste de nuit, et, en réponse aux cris de nos hommes, des torches de bambou nous furent bientôt après apportées pour nous guider jusqu'à la maison.... Ce lieu est une station pour les relais de messagers du gouvernement, c'est en outre un village de bûcherons. Le chef, un officier Hova, de haute taille, arriva bientôt avec un présent de riz, de patates douces et de volailles, et une bonne provision de bois sec que j'appréciai d'autant mieux, que la nuit était devenue froide. »

Les sangliers sont nombreux dans les forêts de Madagascar. Il en est de deux espèces, l'une petite et assez rare, l'autre dont la taille se rapproche de celle des sangliers d'Europe. Cette dernière est très-commune. « Ces animaux se sont multipliés à un tel point au milieu de la nature vierge de Madagascar, qu'ils font quelquefois par bandes des invasions sur les parties cultivées et dévastent en peu d'heures les plus belles plantations de riz. Aussi ceux qui les poursuivent sont-ils en grand honneur, et les habitants s'empressent dans les villages où ils passent, de leur donner des bœufs pour leur nourriture. Cette chasse occupe surtout les loisirs des chefs Malgaches. Si elle cessait, les sangliers deviendraient un véritable fléau pour le cultivateur ; les chasseurs européens rendraient donc, par les moyens de destruction qu'ils possèdent, comparés à la simple Sagaie ou lance dont se servent les Malgaches, de grands services aux habitants. Les sangliers de Madagascar étaient connus pour leur taille extraordinaire dès le temps de Marco-Polo, car ce célèbre voyageur raconte que le grand Khan de Tartarie, ayant envoyé un messager dans l'île Malgache, celui-ci lui montra au retour, comme un des produits les plus remarquables de l'île, une défense de sanglier « que peise libres quatorze (1). »

La chasse au sanglier et au bœuf sauvage était un des plaisirs favoris de Radama. Les chasses de ce prince étaient de véritables expéditions dans lesquelles il emmenait parfois 2 ou 3 mille hommes, et comme un très-grand nombre étaient armés de fusils, le carnage était immense. Dans un récit, communiqué à M. Ellis, d'une de ces parties monstres, organisée à 100 mille

(1) Barbié du Bocage. Ouvr. cité.

environ à l'ouest de la capitale, pendant l'automne de 1825, l'auteur indigène écrit :

« Voici les animaux que nous avons obtenus à la fin de septembre et au commencement d'octobre.

Bœufs sauvages.	3,063
Poules sauvages.	2,235
Sangliers	63
Grandes tortues amphibies. .	326
Grands paniers de poissons. .	5
Anguilles.	183
Turacs qui se terrent . . .	11
Turacs qui ne se terrent pas.	7
Singes ou lemurs	43
Crocodiles.	13

Nous n'avons chassé que dix jours le bœuf sauvage, et quand la chair (des bœufs) a été consommée, nous avons chassé le sanglier 2 jours seulement. Nous avons pris toutes les poules sauvages en un jour. Nous ne les avons pas tirées, nous nous en sommes emparés. Les bœufs sauvages et les sangliers ont été tués par les soldats, et les oiseaux pris aussi par eux. Les crocodiles et le reste : poissons, tortues, singes, hérissons, ont été pris par le peuple, laboureurs et villageois. »

Le nombre immense de bœufs et de sangliers tués en 10 jours et celui des oiseaux pris en un seul jour, prouvent l'abondance extrême du gibier. Il paraît qu'il n'y a pas eu d'expédition de chasse depuis plusieurs années, — les principales du genre semblent n'avoir eu pour but que la destruction des sangliers, le seul amusement actuel de la cour, semble être celui des combats de taureaux. Ils ont lieu dans la capitale.

Le singe est également commun dans l'île. Certaines espèces se font remarquer par leur taille. Ceux qu'on appelle *Baba-Koutes* (petit-père), ont trois pieds environ de hauteur. Ils n'habitent guère que les grands bois et voyagent par troupes. Leur poil est ras et couleur gris de souris ; ils n'ont pas de queue. Ils tiennent de l'Orang-outang, et ont comme lui quelques habitudes de l'homme. Ainsi on les voit généralement debout ou assis. Les indigènes les redoutent ; ils prétendent qu'autrefois les Baba-Koutes étaient des hommes, mais que pour se délivrer du joug du travail, ils se retirèrent dans les bois, et que le maître des créatures, les métamorphosa pour les punir de leur paresse.

Un autre animal, extrêmement abondant dans

les forêts, c'est la *Make*, que M. Ellis appelle avec Linné *Lemur*, « Il y a, dit M. Leguével (1), plusieurs espèces de Makes ou Makis, à Madagascar; les plus petites et les plus jolies, sont de la grandeur d'un chat ordinaire, mais plus minces ; leur fourrure, tachetée de gris, de blanc et de noir, ressemble à celle de l'hermine et pourrait avoir de la valeur en Europe, s'il était possible de la conserver ; on s'en procurerait des milliers, car les forêts sont peuplées d'une innombrable quantité de ces animaux. Le museau de la Make est noir et allongé comme celui du renard ; ses oreilles sont étroites, effilées et courtes ; sa queue est longue et fourrée. La Make rousse est un peu plus grosse que les autres espèces ; sa chair est aussi bonne que celle du lièvre, qui n'a jamais pu s'acclimater à Madagascar. La plus grande de toutes les Makes (le *Vari*), est noire et blanche. Son crâne est couvert d'un poil noir, court et luisant, et sa tête, entourée d'un bandeau de longs poils blancs; elle a au cou une sorte de fraise noire, qui contraste singulièrement avec l'extrême blancheur du reste du corps ; ses pattes sont couvertes jusqu'au genou de poils noirs, disposés exactement

(1) *Ouvr. cité.*

comme les gants à la Crispin ; sa queue est d'un noir luisant. Les Makes de cette espèce, sont plus longues et plus grosses qu'un angora ; elles sont d'un naturel plus doux que les autres, quoiqu'elles ne soient pas faciles à apprivoiser. »

Le *Tendrac* ou Tenrec, est un autre habitant également curieux des forêts Madécasses. « Il est gros comme un lapin domestique, dit le même voyageur ; ses formes et son organisation ne diffèrent pas beaucoup de celles du hérisson. Il se terre au mois d'avril dans un trou de deux ou trois pieds de profondeur, où il reste dans un état de torpeur jusqu'en décembre. Quoiqu'il ne prenne pas de nourriture pendant ce sommeil de sept mois, il s'engraisse d'une manière prodigieuse, et perd cette odeur insupportable, et ce goût plus fort que celui de venaison, qu'on trouve à sa chair, quand il est errant pendant l'hivernage. On connaît les endroits où les tendracs se sont terrés, par la présence de monticules semblables à ceux qui couvrent les trous de taupe. Les petits garçons ont l'habitude d'y fouiller, et les en arrachent avec beaucoup d'adresse ; cependant il arrive quelquefois que le tendrac dont ils troublent le sommeil léthargique, les mord assez fortement pour leur faire lâcher prise. La chair de cet animal, quand il a été quelques mois en terre, a le goût de celle du cochon de lait ; il a, ainsi que lui, une couche de graisse ou panne, mais plus savoureuse. Les Malgaches et surtout les Hovas en sont très-friands. »

M. Ellis aurait bien voulu se procurer un Aye-Aye, pour l'envoyer en Angleterre, mais il n'y parvint point. L'Aye-Aye (Cheiromys Madagascarieusis) est un petit mammifère de la famille des écureuils. Le seul spécimen qui existât en Europe, à l'époque du voyage du missionnaire anglais, était au muséum de Paris. Cet animal n'est pas commun et les indigènes entretiennent à son égard certaines idées superstitieuses, qui les empêchent de lui faire la chasse. Cependant MM. de Lastelle et Provint en avaient eu plusieurs fois en leur possession. L'Aye-Aye est nocturne, il est plein d'activité la nuit et dort le jour. Il tient de l'écureuil par sa queue et ses dents, et des quadrumanes par ses membres postérieurs ; il a la tête grosse et ronde, les oreilles droites et nues, de gros yeux et une fourrure formée de deux sortes de poils, les uns longs et soyeux et les autres laineux et courts. Il se nourrit d'insectes et de fruits.

La caravane approchait de la capitale. A Angavo, l'une des dernières étapes, notre voyageur, auquel un officier venait de remettre un message du prince Ramonja, fut harangué par le chef du village, chargé aussi par le prince de lui offrir un bœuf, du riz et d'autres provisions de bouche. De ce point, où il passa la nuit, M. Ellis écrivit au secrétaire du gouvernement, au prince royal et au prince Ramonja pour les informer de sa prochaine arrivée. Le lendemain matin, vers huit heures, la caravane franchissait le passage de la montagne de granit, qui est la forteresse naturelle de la province d'Ankay. Le sommet de cette montagne escarpée est défendu par une succession de fossés profonds, qui, avant l'introduction des armes à feu, devaient le rendre à peu près imprenable. Le dernier chef indépendant des Bazanozanos y tint quelque temps en échec les forces de Radama, lesquelles ne durent leur succès qu'à la puissance irrésistible de leur mousqueterie. Vers une heure on atteignit Ankara-Madinika, premier village de l'Ankova, la province centrale de l'île.

C'était jour de marché, et une foule de denrées étaient étalées par terre ou dans des paniers, de chaque côté du chemin. Généralement, dans les marchés madécasses, ont vend des aliments tout cuits, mais les seuls qu'il y eût là étaient du manioc et des patates. « Je ne vis ni poissons, ni œufs, ni sauterelles, dit M. Ellis ; la saison, du reste, n'était pas encore venue pour ces dernières. Les sauterelles volent généralement à deux ou trois pieds de terre, et, dès que leur approche est signalée, c'est une clameur universelle, tout le monde se précipite à leur rencontre en essayant à l'envi de les abattre ou de les prendre au vol dans les *lambas* ; les femmes et les enfants les ramassent dans les paniers ; on leur détache les jambes et les ailes en les secouant d'un bout à l'autre d'un long sac, comme font les épiciers pour nettoyer leurs raisins secs. Ailes et jambes sont ensuite séparées des corps, au moyen d'un vannage, et les corps séchés au soleil ou quelquefois frits dans la graisse, sont ensuite conservés en sacs pour être mangés ou envoyés au marché. Dans certaines parties de l'Ankova et dans le Betsiléo, vers le sud, on ramasse ainsi d'immenses quantités de cigales et de vers à soie, à l'état de chrysalides. »

Ces sauterelles ont beaucoup d'analogie avec

la cigale d'Europe; elles sont grises et ont les ailes brun foncé. Les indigènes, et particulièrement les Hovas en sont très-friands ; elles ont un peu le goût de la crevette. Toutefois il est heureux que les nuées de ces insectes ne se montrent pas tous les ans, car les ravages qu'ils causent aux biens de la terre, équivalent à un incendie. Les Madécasses prétendent que quand les sauterelles se retirent après leurs expéditions dévastatrices, elles vont se jeter à la mer.

Le ver à soie vit à peu près sur tous les arbres de Madagascar, et est extrêmement commun dans les bois. Il diffère, dit M. Albrand, de celui qu'on élève en France, par les longs poils dont il est tout garni. La soie qu'il donne est très-fine, mais pour la leur faire donner plus belle et plus abondante, les habitants nourrissent le ver avec de la farine de manioc. Dans certaines provinces de l'île, on ne dévide pas le cocon, on se contente de le carder et de le filer ensuite. Les fabriques de soieries françaises, dont la réputation est universelle, auraient, dans Madagascar une ressource immense. La production indigène est loin de suffire à leurs besoins et il entre annuellement dans nos ports pour 250 millions de soie étrangère dont cent millions environ par navires anglais venant directement de la Chine.

Le miel est un produit très-commun dans la grande île africaine ; les abeilles y sont innombrables. Les insectes ailés sont en général très-variés à Madagascar, et M. Ellis parle avec enthousiasme des magnifiques papillons qu'on y rencontre. Mais ce qui ne saurait manquer de frapper l'Européen c'est le divertissant spectacle des cascades de feux, que de toute part présentent, pendant la nuit, des myriades de mouches phosphorescentes. Ces insectes, communs d'ailleurs à tous les pays tropicaux, ont été minutieusement décrits par un entomologiste anglais éminent, M. Philip Gosse, dans un ouvrage sur la Jamaïque (*A Naturalist's, sojourn in Jamaïca*), dont nous avons, il y a quelques années, publié plusieurs extraits dans la *Revue Britannique*. Le lecteur, nous l'espérons du moins, ne saurait trouver déplacées ici quelques-unes des observations de M. Gosse sur un sujet aussi intéressant :

« Les insectes phosphorescents sont de deux sortes. Les uns, semblables aux vers luisants de nos soirées d'été, mais, pourvus d'un éclat infiniment plus brillant, appartiennent comme eux à la famille des *Lampyridæ* ; les autres *(pyrophori noctiluci)*, d'un caractère évidemment supérieur aux premiers, sont des coléoptères de la famille de *elateridæ*; je consacrerai quelques-remarques à ces deux familles. En tout temps les étincelles des *lampyridæ*, variables quant au degré d'intensité, suivant la taille des espèces, brillent par groupe plus ou moins nombreux, sur la lisière des bois et au milieu des champs en culture. J'en ai compté une quizaine d'espèces, toutes lumineuses ; c'est en décembre que j'ai rencontré le *photuris versicolor*, grande espèce aux élytres gris. Je fus frappé de son vol rapide et de sa phosphorescence, bien plus brillante que celle d'aucune autre espèce que j'eusse vue jusque là. Un grand *Pygolampis*, que je baptisai du surnom de *xanthophotis*, ne s'offrit à mes regards que dans le courant de mai ; deux jours après, je l'observai en assez grand nombre sur le bord de la mer, à Sabito. Sa lumière était plus intense que celle du *photuris versicolor*. Quelquefois ce n'est que l'antépénultième segment de l'abdomen qui se montre lumineux ; mais quand l'insecte est excité, la partie inférieure toute entière de l'abdomen lance des feux éblouissants.

« Je n'ai observé le *pygolampis xanthophotis* que dans son vol. Vue de loin, sa lumière est d'une riche couleur orangée, mais à la lueur d'une chandelle, elle paraît jaune. Elle est intermittente et d'une teinte moins foncée que la lumière abdominale du *phyrophorus noctilucus*.

« Le *Photuris versicolor*, s'attache à une petite branche ou à une feuille au milieu des bois, et, dans cette position, il augmente graduellement l'intensité de sa lumière, jusqu'à devenir brillant comme une torche ; puis il l'affaiblit peu à peu, jusqu'à ne plus garder qu'une étincelle, et finit par l'éteindre tout-à-fait, mais pour la faire renaître au bout d'une minute ou deux, en grandir l'éclat petit à petit, et la voiler encore ; simulant ainsi parfaitement les feux intermittents d'un phare. La lumière de cette espèce est d'un vert étincelant. J'ai vu un *pygolampis xanthophotis*, attiré par la lueur d'un *photuris versicolor* au repos, venir voltiger et s'ébattre autour de lui, et leurs rayons verts et orangés, se mêler capricieusement comme les deux lumières du *pyrophorus noctilucus* dont je parlerai tout à l'heure. Chez les petites espèces, les unes ont la lumière verte, les autres grise :

je n'ai remarqué que ces deux couleurs chez les *lampyridœ* que j'ai observés.

« *Le pygolampis xanthophotis*, entre parfois le soir dans les appartements dont on laisse les fenêtres ouvertes, mais beaucoup plus rarement, toutefois, que le *photuris versicolor* et les autres petits *lampyridœ*, qui, presque chaque nuit, pénètrent par douzaines dans les maisons, et dont on peut suivre les gambades sur le plafond et le long des murs.

« Je passe à notre autre insecte lumineux, le *pyrophorus noctilucus*, « glow-fly » ou « porte-lanterne », selon qu'on voudra lui donner son nom anglais ou son nom français. De février au milieu de l'été, ce coléoptère est commun dans les terrains bas et les régions modérément élevées. La lumière des deux tubercules ovoïdes de la surface dorsale du thorax, est très-visible, même en plein jour. Quand l'insecte n'est pas excité, ces taches sont en général complétement ternes et d'une couleur blanchâtre ; mais pour peu qu'on le tienne dans les mains, ces points s'illuminent graduellement à partir du centre de chaque tubercule, puis le foyer va s'élargissant et augmentant d'intensité, jusqu'à devenir presque étincelant. La couleur de la lumière thoracique est jaune-vert brillant. Dans une chambre complétement obscure, cet insecte donne assez de clarté pour faire projeter de l'ombre aux objets interposés entre lui et la muraille, et lorsqu'on le tient à deux pouces du feuillet d'un livre, on peut lire toute la longueur de la ligne sans le changer de place. La partie inférieure du thorax offre un singulier aspect quand les tubercules sont dans leur plus grande incandescence, car la cuirassse de leur corps étant quelque peu transparente, renvoie une lumière rouge et sombre, comme si tout le thorax était chauffé au rouge, particulièrement sur les bords, au-dessous des tubercules. Quand on laisse l'insecte en repos, il retombe dans son calme, et les tubercules, ou s'éteignent complétement, ou ne donnent plus qu'une très-faible lueur à peine perceptible.

« J'avais étudié ce porte-lanterne durant plusieurs semaines sans m'apercevoir qu'il possédât d'autre source de lumière, que les tubercules de son thorax. J'avais remarqué que lorsqu'il volait en liberté, la lumière qu'il répandait avait un éclat rouge vif, et qu'en captivité et tenu dans les mains, l'insecte n'émanait plus qu'une lueur verte. Je m'étonnais de ce phénomène, mais je ne parvenais pas à m'en rendre compte, lorsqu'un mien ami voulut bien me l'expliquer, en appuyant la démonstration, d'expériences concluantes. Sur la surface abdominale, quand l'abdomen est tendu, on voit, entre son premier segment et le métathorax, un espace ovale transverse, couvert d'une mince membrane, qui reflète une lumière orange; toutefois cette partie lumineuse est complétement cachée quand, par suite de la saillie du métathorax, la peau de l'abdomen redevient flasque. Lorsque l'insecte est placé sur le dos, il se jette dans l'air comme les autres élatérides; mais si l'on répète plusieurs fois cet exercice, l'animal paraît se fatiguer, et il s'efforce de se redresser en ployant en arrière sa tête et son abdomen, de manière à ne reposer que sur les extrémités, dans l'espoir de rouler de côté et de se retourner dans sa position normale. C'est quand il est ainsi cambré, que la lumière abdominale apparaît soudain par la mise en saillie de l'espace ovale dont je viens de parler. Dans la main, le même effet se produit si l'on renverse, avec les doigts, l'abdomen en arrière; toutefois cette expérience n'est pas facile à cause de la résistance opposée par les élytres fermés, mais si l'on a soin de les tenir ouverts d'une main et que, de l'autre, on fasse ployer le corps, la lumière apparaît immédiatement. Or, comme l'espace lumineux en question n'est visible que quand les élytres sont étendus, on comprend que la lumière rouge n'est jamais reflétée par l'insecte lorsqu'il marche ou qu'il est immobile, tandis qu'au contraire la lumière verte du thorax peut apparaître en tout temps ; il est rare, cependant qu'elle soit visible pendant le vol de l'insecte. Un soir, deux ou trois portes-lanternes étant entrés dans le salon, nous montrèrent, en voltigeant au-dessus de nos têtes, une lumière rouge du plus bel éclat ; tout à coup, l'un d'eux, alarmé de mes efforts pour m'emparer de lui, produisit sa lumière thoracique également fort brillante, et les évolutions continuant, rien n'était plus charmant à voir que ces cascades de lumière verte et rouge.

« Il est hors de doute que la lumière thoracique dépend de la volonté de l'insecte ; mais pourrait-on en dire autant de la lumière abdominale ? C'est ce que je ne saurais affirmer. Pendant le vol elle est intermittente et apparaît de seconde en seconde, autant qu'il est permis de l'observer. Mais son apparition ou sa disparition peut dépendre de ce que l'animal présente ou son dos ou son ventre. Ceci a lieu quand, peu après l'arrivée de la nuit, l'insecte trace dans l'air, au-dessus des champs, ou sur la lisière des bois, des courbes irrégulières et rapides. On dirait alors un bâton avec un bout en ignition (et non pas enflammé) qui serait agité ou tourné par quelqu'un dans une course rapide et dont le feu s'éteindrait et reparaîtrait alternativement de vingt pas en vingt pas. Quant l'insecte vole lentement au-dessus de l'herbe, on peut suivre sa trace lumineuse sur le sol, car il éclaire un espace d'un mètre carré au moins.

« Je ne saurais dire positivement si l'on trouverait trace de lumière dans l'abdomen, en étirant les segments. Je ne le crois pas, cependant; car en maniant ces insectes dans mes expériences répétées sur leurs abdomens, il m'a dû être impossible, même sans intention, d'éviter d'étirer les segments; dans tous les cas, je suis parfaitement sûr de n'avoir jamais vu de phosphorescence ailleurs que sur la tache abdominale et les deux taches thoraciques.

» Quand on écrase une de ces petites bêtes, il reste pendant quelques minutes, au milieu de ses débris, une masse lumineuse.

« Ces élatérides peuvent remplacer les chandelles dans certaines opérations de ménage qui n'exigent point un soin particulier, pourvu toutefois qu'on les porte constamment sur les doigts, car si on les enferme sous un verre ou qu'on les laisse en liberté dans la chambre, ils auront bientôt fait de voiler leur éclat, ainsi que j'en ai souvent fait l'expérience. J'ai également remarqué que, quand on garde un de ces insectes sous un verre, il donne fort peu de lumière le lendemain soir, même quand on l'excite en le maniant, et que, la nuit d'ensuite, sa lampe merveilleuse est irrévocablement éteinte. Cela peut dépandre du manque de nourriture ou d'exercice, mais non pas, je crois, du manque d'air ou d'humidité.

« Pierre Martyr, affirme que les indigènes d'Hispaniola, au temps de la découverte, étaient dans l'usage d'attacher un de ces porte-lanterne à chacun de leur gros orteils, lorsqu'ils voyageaient la nuit dans les bois. La chose n'est point improbable. Les deux insectes suffisaient à éclairer parfaitement la marche des voyageurs, qui pouvaient les remplacer facilement lorsqu'ils cessaient de luire.

« L'*enfance* de ces coléoptères est curieuse à

étudier. Vers le milieu du mois de mai, on m'a apporté une larve d'élatéride qui était lumineuse. Dans l'obscurité, l'insecte tout entier était transparent, mais les divisions des segments présentaient une lueur distincte, bleue et pâle, peu vive. L'animal était impatienté d'être manié et mordait la main tant qu'il pouvait, mais sans effet. Je soupçonnai que ce pouvait être la larve du porte-lanterne. Le spécimen est maintenant au musée britannique. Une autre fois, à Content, vers la fin de juillet, je trouvai dans de la terre fraîchement retournée, la larve d'un *lampyris* petite et allongée : l'abdomen, comme celui du ver-luisant d'Europe, était pourvu d'une brosse nétractile de filaments divergents, ordinairement cachés ; mais n'ayant pas de loupe sur moi, je ne pus l'examiner avec soin.

« M. Hill a bien voulu écrire pour moi l'intéressante théorie qu'on va lire sur la phosphorescence de ces insectes, particulièrement du *pyrophorus noctilucus* qu'il désigne sous le nom de *mouche à feu*.

« Humboldt, dit-il, a écrit que la larve de la mouche à feu fait sa nourriture des racines de la canne à sucre, et cause beaucoup de dommage à cette plante dans les îles des Indes occidentales. Cette remarque a bien certainement été faite sur les renseignements des planteurs espagnols ; elle est basée sur les mœurs des élatérides d'Europe et surtout de celui que les anglais appellent *wir-worm*, qui ronge les racines des légumes et fait un tort considérable aux récoltes. Quand on contemple, par une de nos belles nuits des tropiques, ces riches plaines de cannes à sucre avec leurs myriades d'insectes lumineux qui sillonnent l'obscurité comme autant de météores, ou qui font ressembler le sol à un ciel étoilé, on ne peut s'empêcher d'être frappé du rapport qui existe entre la prédominence des insectes phosphorescents, et l'abondance d'une plante comme la canne à sucre, qui dépend de la présence dans le sol de phosphates dans une proportion inaccoutumée. Le fait est que l'économie de ces insectes, en ce qui concerne leur phosphorescence, repose sur une nourriture végétale, dans laquelle le phosphore joue un rôle. Les végétaux façonnent des substances élémentaires ou minérales qui passent ensuite toutes formées dans le corps des animaux ; — ces animaux convertissent une portion de ces substances en matière d'une autre nature, puis ils retiennent l'autre portion dans leurs tissus : — ils engendrent de la chaleur et émettent une certaine force qui consume la substance produite par les végétaux, et, lentement accumulée dans leur être. Tel est le rapport qui existe entre l'insecte lumineux et le sol chargé de phosphates. Ce que la plante produit, l'insecte se l'approprient et le consume. Les plantes décomposent l'acide carbonique pour s'emparer de son carbonne, et elles décomposent l'eau pour s'emparer de son hydrogène; les animaux brûlent le carbonne pour former de l'acide carbonique, et ils agissent sur l'hydrogène pour former de l'eau. La mouche à feu, dans l'économie de son être, brûle le phosphore qu'elle tire des plantes dont elle se nourrit, pour refléter de la lumière. Le phosphore, à l'état de combustion, se combine avec l'oxigène de l'air, et quand on expérimente ce procédé de combustion pour reconnaître et suivre dans leur marche, les différents rôles que jouent les végétaux et les animaux dans l'économie de la nature, on trouve que le phosphore, en se combinant avec l'oxygène de l'air, produit un acide solide qui se répand dans l'air comme des flocons de neige, et, sous cette forme, se combine de nouveau avec le sol.

« Il est certain que la mouche à feu se nourrit de la canne à sucre, et il doit en être de même de la larve qui, en sa qualité de xylophage, doit être mise au nombre des insectes qui font du tort aux planteurs. Quand M. Lees, des îles Bahama, apporta en Angleterre la mouche à feu vivante, il eut soin de prendre avec lui des cannes à sucre, pour nourrir ses coléoptères pendant la traversée. Les affamés rongeaient parfaitement le bois pour arriver à la substance saccharine de la plante ; et quand la provision de cannes fut consommée, ils mangèrent de la cassonnade ; c'est ainsi que M. Lees parvint à les conserver vivants durant tout le voyage, c'est-à-dire de juin au milieu de septembre. (*Zoolog.*, *Journal*, *vol.* III.)

« Des deux seules espèces de coléoptères lumineux que nous possédions, l'*élater noctilucus*, avec son large tubercule phophorescent de chaque côté du thorax, est celui qui produit le *wir-worm* des blés ; — le *lampyris*, que nous appelons le *Blinker* (clignoteur), n'a pas été étudié dans ses transformations. On le rencontre sur les troncs d'arbres où il se tient immobile. Pendant le jour, il grimpe le long de l'écorce ou se cache dans ses fissures. »

Revenons à nos voyageurs. A mesure qu'ils approchaient d'Antananarivo, les maisons étaient mieux bâties ; on y voyait des volets et des portes en bois ; les unes, au lieu d'être en bois, étaient en terre, les toits en chaume ou en joncs épais. Les habitations, fermées par des clôtures, étaient entourées de jardins plantés de produits variés ; enfin les bestiaux qui paissaient dans les champs, donnaient souvent à cet ensemble un air de *cottage* anglais, qui plus d'une fois fit battre le cœur du missionnaire.

Ce qui rappelait beaucoup moins l'Angleterre c'étaient les fortifications indigènes dont certains villages étaient entourés. Dans l'un d'eux, M. Ellis vit un système d'engraissement pour les bœufs, auquel les éleveurs de Normandie n'ont point encore songé, que nous sachions. L'animal est traité comme chez nous la volaille ; seulement on économise les frais de la mue, en remplaçant cet appareil par une simple fosse creusée en terre, où la pauvre bête a à peine assez place pour se mouvoir. Dans cette prison cellulaire, est un grossier râtelier qu'on charge d'herbe fraîche aussi souvent que besoin est. Un toit de chaume, placé au-dessus de la fosse, sert à abriter l'animal du soleil et de la pluie.

Les mines de fer abondent dans les provinces centrales. La montagne d'Ambohimiangavo en est si riche, qu'elle a reçu le nom de montagne de fer. Les Madécasses ont pour fondre le minerai une méthode bien différente des nôtres, et leurs soufflets sont de la plus primitive simplicité. La description qu'en donne M. Ellis est conforme à ce qu'en avait dit avant lui M. Leguével de Lacombe. Ils se composent, écrit ce dernier, de deux troncs d'arbre, percés d'un bout à l'autre, à l'exception d'une petite portion à l'extrémité inférieure, qui forme le fond et au-dessus duquel est un trou. Ces cylindres ont environ un pied de diamètre et trois pieds et demi de longueur. Ils ressemblent à deux pompes qui sont tenues ensemble par le moyen d'une mortaise pratiquée dans la longueur de l'une d'elles. Deux tuyaux en fer d'un pied environ de longueur, et d'un pouce de diamètre sont placés à quelques pouces au-dessus du fond, dans les trous dont je viens de parler. Les deux tuyaux, en se rapprochant, entrent dans des trous ronds que l'on pratique dans les pierres qui forment un ouvrage en maçonnerie consolidé avec de la terre glaise. Ce foyer a la forme d'un chapeau chinois; au milieu, s'élève un tuyau en fer, plus large que les premiers, par où sort la fumée; chaque pompe a un piston garni d'étoupe, que le souffleur, placé au milieu, tient à chaque main et qu'il fait aller alternativement; ces soufflets produisent beaucoup de vent. Comme les forges ordinaires n'ont pas besoin de concentrer tant de chaleur que celles qui servent à fondre le minerai, les malgaches ne se donnent pas la peine de faire des ouvrages en maçonnerie, et les tuyaux placés près du fond sont seulement retenus par une grosse pierre qui a un trou dans lequel ils entrent. »

Avant d'avoir eu aucun rapport avec les Européens, les Hovas connaissaient les métaux, et savaient les employer. Ils forgent des outils très-propres à la culture et des ustensiles de ménage à peu près semblables à ceux d'Europe. M. Leguével rapporte qu'on trouvait de son temps à Antananarivo, des ouvriers capables de faire toutes les pièces de la batterie d'un fusil. L'orfèvrerie est un art qu'ils pratiquent également avec succès. Ils font des plats, des assiettes et des couverts d'argent, d'un excellent travail. Ils fabriquent aussi des petites chaînes en or et en argent, qui jadis étaient très-recherchées sur la côte de l'ouest où elles servaient de monnaie courante (1).

« L'île de Madagascar, remarque M. Barbié du Bocage dont le patient et patriotique travail (2) est à chaque instant pour nous une source précieuse, est un vaste champ non encore exploité ou les plus curieuses découvertes restent à faire dans tous les genres » Son sol présente une grande variété dans le genre minéralogique. Le fer, nous venons de le dire, y est très-abondant. Les voyageurs y signalent aussi l'existence de vastes dépôts d'étain, de cuivre, de plomb, de mine de plomb, de mercure, de salpêtre, d'oxide de manganèse, enfin la houille, « cette clef de l'industrie et de la navigation, » ce produit, qui rendrait la possession de la grande île africaine si précieuse pour une grande nation européenne, la houille s'y trouve en grande quantité.

Mais laissons ici la parole à M. Barbié. « Souchu de Rennefort, dit cet écrivain, est le premier voyageur qui ait signalé l'existence de la houille à Madagascar, et depuis lui, on en a trouvé sur trois points dans l'Aukova, non loin

(1) Leguével de Lacombe, cité par Tardieu, *Encycl. mod.*

(2) *Madagascar possess. franc.*, etc. Ouvr. cité.

de Tananarivou, dans le Milanza, province d'Ambongou, et enfin sur les rivages de la baie de Bavatoubé. C'est même dans ce dernier endroit où il exploitait un filon très-considérable de charbon de terre, qu'est tombé le français, victime des derniers évènements de Nossi-Bé (1). On trouve encore, sur divers points de l'île, de vastes dépôts de bitume glutineux et d'asphalte, matière que l'on rencontre fréquemment dans les terrains houilliers. Les parties marécageuses y renferment un grand nombre de tourbières d'une excessive profondeur. Enfin, sur les côtes, et particulièrement à l'est, les habitants ramassent de grandes quantités d'ambre gris apporté sur le rivage par les vagues de l'océan. Fressange en signale même des blocs pesant jusqu'à 25 livres.

(1) M. d'Arvoy, ancien consul de France à Maurice. Etabli depuis un an à la baie de Bavatoubé, où il exploitait, pour le compte d'une compagnie française, une mine de houille. M. d'Arvoy a été le 19 octobre 1856 dans la nuit, surpris par 1,500 ou 2,000 hovas, troupe régulière de la reine de Madagascar, mis à mort et mutilé ainsi que plusieurs autres français et un grand nombre de sakalaves. L'établissement a été entièrement détruit. Les Hovas ont emmené comme prisonniers les travailleurs qui avaient échappé au massacre, en tout une centaine d'hommes, dont un français grièvement blessé. Ils ont emporté en outre 5 canons, des fusils, de la poudre. Le tout a été immédiatement dirigé sur Emirne. Les pertes naturelles s'élèvent il paraît à 400,000 fr. La facile victoire des troupes Hovas a été célébrée à Antananarivo par des salves d'artillerie. — Le territoire de Bavatoubé est français en vertu de l'ancien droit de la France sur Madagascar et de la cession qui en a été faite à la France par son seul possesseur de fait, l'ancien roi de Nossi-Bé. Le pavillon français qui flottait sur le fort a été détruit.

« Le produit minéral, qui a frappé le plus vivement les voyageurs qui ont pénétré dans l'île de Madagascar, c'est le cristal de roche. Cette matière y est des plus commune. Selon Fressange, les blocs de cristaux dont cette île est parsemée, sont de la plus grande beauté : l'on en trouve qui ont jusqu'à 20 pieds de circonférence : « Les plus beaux, dit-il, sont ceux que » j'ai vus dans les montagnes du Befourre, » (frontière orientale de la province d'Aukova) » une d'elle en est toute semée : lorsque le soleil » y darde ses rayons, elle brille d'un grand » éclat. La quantité de sable dont Madagascar » est couverte, n'est que des débris de cristaux » et serait propre à faire du très-beau verre, par » sa grande blancheur. »

» Des mines de sel existent près des côtes. On trouve encore, dans les montagnes, selon Flacourt et Rennefort, dont les témoignages ont été confirmés par des voyageurs plus modernes, des améthystes, des topazes, des aigues marines, du jaspe, des opales, des grenats et des rubis-balais ; mais toutes ces pierres rares et précieuses ne paraissent pas appartenir aux belles qualités recherchées par le commerce. Suivant M. Alfred Maury, on trouverait également à

Madagascar, des tourmalines, sorte d'émeraude, d'un noir brunâtre.

» Enfin, et pour clore la liste des métaux que l'île africaine peut fournir aux européens on doit citer l'argent et l'or. Nonobstant l'opinion contraire de quelques écrivains, il est à peu près certain que si ces matières n'y sont pas en quantité considérable, on en trouve du moins des vestiges sur plusieurs points, et il n'y aurait rien de surprenant à ce qu'une connaissance plus approfondie de l'intérieur amenât la découverte de dépôts considérables de minerai. Malgré le dire de Flacourt, peu d'accord en cela avec les indigènes, on a signalé la présence de l'argent dans la province de Féérègne, sur la côte occidentale, et la rivière Manombo qui la traverse, en roule, dit-on, des paillettes. Il existe dans la province d'Antsianaka, un lac au milieu duquel est une île dont le nom Nossi-Vola (île d'argent), semble indiquer la présence de ce métal.

» Les traditions malgaches affirment qu'il existe des gisements aurifères dans plusieurs provinces et ce fait est confirmé, sans cependant que les endroits où ils existent soient connus des européens, par les paillettes que l'on trouve dans

habitants avaient de son temps de l'or et de l'argent. « On ne sait, dit-il, de quel endroit » de chez eux ils tirent ces métaux : et ce pays » étant situé en parallèle et en hauteur à d'au- » tres pays où l'on a trouvé de l'or, il doit » être sans doute qu'il y en a. On ne l'a point » encore bien pénétré, ni fait des tentatives assez » justes pour découvrir ses richesses. Les ha- » bitants, qui en cherchent la source, ont voulu » faire croire que ce qui s'y en rencontre a été » apporté par une flotte d'Arabes, qui s'en em- » parèrent au commencement du XVe siècle. »

« Leguével raconte qu'il existe dans le Ménabé, une montagne nommée Tangouri, volcan éteint, dont les habitants n'osent approcher, car ils la croient gardée par un géant retoutable, ennemi des hommes, qui depuis des siècles, reste dans son palais, couché sur des monceaux d'or qui lui servent de lit. Ce métal est si abondant, dit la tradition, sous les rochers de Tangouri, que souvent pendant l'hivernage, les pêcheurs de Ranou-Minti en trouvent des morceaux dans leurs filets. Si on parvenait à le chasser de son repaire, les Sakalaves pourraient disposer des richesses qui y sont enfouies. Le voyageur français ajoute : « Il est certain que le habitants avaient de son temps de l'or et de l'argent. « On ne sait, dit-il, de quel endroit » de chez eux ils tirent ces métaux : et ce pays » étant situé en parallèle et en hauteur à d'au- » tres pays où l'on a trouvé de l'or, il doit » être sans doute qu'il y en a. On ne l'a point » encore bien pénétré, ni fait des tentatives assez » justes pour découvrir ses richesses. Les ha- » bitants, qui en cherchent la source, ont voulu » faire croire que ce qui s'y en rencontre a été » apporté par une flotte d'Arabes, qui s'en em- » parèrent au commencement du XVe siècle. »

« Leguével raconte qu'il existe dans le Ménabé, une montagne nommée Tangouri, volcan éteint, dont les habitants n'osent approcher, car ils la croient gardée par un géant retoutable, ennemi des hommes, qui depuis des siècles, reste dans son palais, couché sur des monceaux d'or qui lui servent de lit. Ce métal est si abondant, dit la tradition, sous les rochers de Tangouri, que souvent pendant l'hivernage, les pêcheurs de Ranou-Minti en trouvent des morceaux dans leurs filets. Si on parvenait à le chasser de son repaire, les Sakalaves pourraient disposer des richesses qui y sont enfouies. Le voyageur français ajoute : « Il est certain que le

it Tangouri renferme des mines
ent été indiquées aux anglais,
s l'espoir de les reconnaître, qu
leur agent, engagea le roi I
e la guerre aux Sakalaves ; mais
nt été repoussés plusieurs fois pa
belliqueuse, les recherches proje
être effectuées. »

25 août, M. Ellis arrivait à
illage situé au pied de la mo
le la capitale. Un aide de camp
e la reine l'y attendait avec une
ge priait l'étranger de ne pas alle
là, Sa Majesté ayant fixé le
on entrée dans la capitale. On le
re, que trois officiers seraient
contre, avec mission de le con
ice qui lui avait été préparée. M
na naturellement à ce désir ; ma
velle de son approche s'était d
Antananarivo. un nombre consi

plus de vingt pieds carrés, était divisé en deux compartiments, par une cloison de jonc. Le premier, auquel la porte d'entrée donnait accès, était affecté aux veaux, aux agneaux et aux hôtes de la basse-cour, poules, canards, etc.; la pièce du fond servait d'atelier de travail, de cuisine, de salle à manger, de salon et de chambre à coucher. « Quand nous pénétrâmes dans cette pièce, écrit le voyageur, le mari surveillait la cuisson d'un grand pot de riz qui bouillait sur le feu, et la femme, assise par terre, sur une natte, en face d'un rustique et fragile métier à tisser, confectionnait un de ces beaux lambas de soie que les chefs Hovas portent dans les occasions solennelles. Le métier était de construction extrêmement primitive. quatre piquets d'inégale longueur, plantés tout droits dans le sol et soutenant des baguettes transversales, composait le gros œuvre de la machine. La femme était accroupie en face de ce chassis. A la distance de six ou sept pieds, deux petits piquets, enfoncés dans le sol, étaient réunis par une baguette à laquelle la trame de soie était attachée. C'est avec ce simple et fragile appareil que sont fait les beaux lambas des Hovas, aux riches couleurs et aux élégants modèles.

« Bien qu'en entrant, j'eusse prié la paysanne de ne pas se déranger, elle démonta rapidement les différentes pièces de son métier, roula la soie, la mit dans un panier de jonc placé à côté d'elle, arracha les piquets, et en moins de cinq minutes, toute trace du travail auquel elle était occupée, avait disparu. Le lit, je m'en aperçus ensuite, était fixé à demeure, les pieds étant enfoncé en terre. Le foyer était fixé auprès du lit, et il y avait une petite fenêtre dans le fond de la pièce. »

VI

La nuit dut sembler plus longue que de coutume, à l'impatient voyageur. Enfin le matin, vers huit heures, arrivèrent, montés sur de beaux chevaux, les trois officiers annoncés la veille, trois jeunes hommes, à la physionomie intelligente, vêtus à l'européenne et parlant couramment l'anglais. M. Ellis fut bientôt prêt à les suivre, et dès qu'il fut installé dans le palanquin que le prince royal lui avait envoyé tout exprès, la petite troupe se mit en marche, les trois cavaliers en tête.

« La matinée était belle, écrit le missionnaire, et, en approchant du côté de l'est, nous fûmes à même de voir à notre aise et sous divers aspects la *ville des mille bourgs;* car telle est la signification du nom de la capitale de Madagascar. Antananarivo est située sur une longue colline de forme semi-ovoïde, ayant un mille et demi au plus d'étendue, élevée de 400 à 500 pieds au-dessus du pays environnant, et de 7,000 pieds au-dessus du niveau de la mer. Près du centre et sur le point culminant de la colline, ou, comme disent les indigènes, sur le *tampombohitra* (la couronne de la ville), est construit le palais, l'édifice le plus vaste et le plus élevé de l'endroit. Il a environ 60 pieds de haut; les murs sont entourés de doubles vérandas superposées; le toit est élevé et raide avec trois étages de fenêtres en attique; son point central est surmonté d'un grand aigle doré les ailes déployées. Attenante à l'angle nord-est de la demeure de la reine, se trouve la résidence du prince royal, son fils. Cette maison est plus petite que sa voisine, à laquelle elle ressemble d'ailleurs sous d'autres rapports, et elle est aussi surmontée d'un aigle doré.

« Au nord et au midi de ces résidences royales, et formant avec elles une ligne qui longe la crête de la colline, sont groupées les habitations des autres membres de la famille royale et des principaux fonctionnaires du gouvernement. Elles sont bâties sur le modèle de celle de la souveraine et dominent toutes les autres constructions de la capitale. Au-dessous sont les maisons des autres habitants, construites presque entièrement en bois avec des toits élevés et étroits couverts en joncs ou en herbes sèches, et ornés, aux extrémités, de longs chevrons qui ressortent au-dessus des pignons. Les maisons qui longent les flancs de la colline sont bâties sur des terrasses nivelées artificiellement et ayant de 20 à 40 pieds de largeur. Les pentes supérieures, notamment celles du nord, sont couvertes de maisons; mais la nature du terrain a empêché qu'on pût mettre de l'ordre ou de la régularité dans la disposition de celles-ci. Elles sont souvent entourées chacune d'un mur de boue ou de pierre peu élevé, qui leur forme une espèce de cour. La partie inférieure de la colline se compose de blocs nus et déchirés de rocher granitique mêlé d'argile, et présente un contraste frappant avec l'herbe verte, les champs de riz et les cours d'eau qui se partagent la vallée d'en bas. L'uniformité des maisons, le bois brut des murs, et le chaume brun foncé des toits, donnaient à toute la capitale un aspect un peu sombre, auquel on eût aisément pu remédier en peignant les murs en rose ou en jaune, comme on l'avait fait à quelques maisons du pays voisin, où cela avait produit le meilleur effet. On distinguait çà et là, dans les quartiers élevés de la ville, quelques arbres, qui paraissaient être une espèce de figuiers, et qui, malgré la teinte jaune et pâle que leur imprimait le soleil ou la poussière, servaient à relever un peu la monotonie du tableau. Quoiqu'il en soit, l'aspect de cette ville que j'avais devant moi, théâtre de tant d'évènements, dont le souvenir m'allait à l'âme, ne manqua pas de me causer une profonde impression, surtout lorsque immédiatement avant de traverser une petite rivière au pied de la colline, nous passâmes près d'un énorme bloc de granit, qu'on me dit être le lieu des exécutions.

« Sur les dix heures, nous atteignîmes les premières maisons, et nous continuâmes à monter par un chemin large, mais rude et raboteux, tracé souvent sur le roc nu; enfin nous parvînmes à une porte construite en pierre et ouverte, située près d'un des palais, en dehors de laquelle était un poste d'une douzaine de soldats, qui présentèrent les armes aux officiers lorsque nous passâmes. Nous montâmes encore jusqu'à ce que nous eussions gagné la crête de la colline, puis nous descendîmes dans la direction de l'ouest. J'observai, dans les enclos de chaque côté du chemin, des groupes d'indigènes qui paraissaient prendre plaisir à nous regarder passer. Alors la route devint excessivement difficile ; et, après avoir suivi assez longtemps un sentier qui dominait, en le longeant, un mur haut de 12 à 14 pieds, nous finîmes par entrer dans une cour spacieuse, servant d'enceinte à trois jolies maisons bien construites, de deux étages chacune. On déposa mon palanquin à la porte de celle qui se trouvait le plus au nord. Les officiers, qui étaient descendus de cheval quand nous étions parvenus à la partie la plus difficile du chemin, vinrent à moi, et l'un d'eux, me prenant par la main, m'introduisit dans la maison, en me disant que c'était la demeure que la reine avait désignée pour ma résidence, puis il me souhaita cordialement la bienvenue. »

L'habitation était aussi confortable que possible ; le rez-de-chaussée, composé de deux pièces meublées à l'européenne et tapissée de nattes, était réservé pour M. Ellis, l'étage supérieur était destiné aux domestiques. Un second corps-de-logis devait servir de garde-meuble pour les bagages. Quand ils virent le voyageur en possession de son nouveau domicile, les officiers se retirèrent et allèrent prévenir la reine de son arrivée.

Comme à Tamatave, les visites ne tardèrent pas à affluer chez notre Anglais, les unes officielles, les autres purement amicales. Dès le lendemain, le prince royal se fit annoncer. M. Ellis le dépeint comme paraissant plus jeune que ne le comportaient les vingt-six ans qu'il avait alors, de taille médiocre, mais bien proportionnée, les épaules et la poitrine larges, la tête petite, les cheveux noirs et légèrement frisés, le front un peu fuyant, le nez aquilin, le menton saillant, l'œil vif et pénétrant, les lèvres fortes, la lèvre supérieure cachée sous des moustaches; en somme des traits européens, que complétaient une tenue de parfait gentleman, habit et pantalons noirs, gilets de velours brodé et cravate blanche. Les manières ouvertes et prévenantes du futur souverain de Madagascar mirent bientôt le missionnaire à l'aise, et la conversation devint tout à fait familière et intime. Le prince s'informa avec intérêt des affaires politiques de l'Europe, des résultats de la guerre avec la Russie. Il voulut savoir ce qu'il y avait de fondé dans les bruits qui couraient dans l'île, d'une invasion de Madagascar, projetée par le gouvernement français, point sur lequel M. Ellis crut devoir le rassurer. Le jeune prince s'informa aussi de l'exacte signification du mot *protection*, lorsqu'on dit qu'une nation est sous la protection d'une autre. M. Ellis s'efforça de lui rendre le terme clair, mais il ne paraît pas lui avoir cité pour exemple, le genre spécial de protection que l'Angleterre accorde depuis si longtemps à un certain nombre de princes indiens. Il s'est tu aussi sur la reconnaissance des peuples protégés envers le pouvoir protecteur. Le prince est chrétien méthodiste et n'a pas d'enfants. Un prêtre catholique lui avait donné une médaille de la Vierge pour lui-même, et un crucifix pour la princesse son épouse, promettant à Leurs Altesses Royales une descendance infaillible si elles voulaient mettre leur confiance dans la mère de Jésus. Jusque-là l'intercession n'avait point réussi; néanmoins le prince portait toujours sa médaille. Il la fit voir au missionnaire anglais, qui y lut autour d'une figure de la

du missionnaire dans la capitale. Tous ces officiers portaient des pantalons d'uniforme bleus, galonnés d'or et sur leurs épaules le *lamba* de soie, rayé de brun et de pourpre ; plusieurs avaient au cou de lourdes chaînes d'or, et aux poignets, des bracelets de même métal. L'un d'eux, élevé en Angleterre, parlait l'anglais facilement. M. Ellis, par leur intermédiaire, put assurer la reine du but pacifique de sa visite, *visite de pure amitié*, comme il l'appelle, et faire parvenir à Sa Majesté Ranavalo, une lettre du gouverneur de Maurice. Il insista particulièrement sur les excellentes intentions du gouvernement anglais envers Madagascar, intentions que lord Clarendon l'avait spécialement chargé d'exprimer au gouvernement madécasse; enfin il annonça qu'il avait apporté pour la reine des présents qu'il serait heureux de lui remettre, dès que le reste de ses bagages serait arrivé. Après ces explications, la députation se retira visiblement enchantée de ce qu'elle venait d'entendre.

Le séjour de M. Ellis à Antananarivo est une des parties les plus intéressantes de sa relation. Malheureusement, nous ne pouvons en faire connaître tous les détails. Le missionnaire

ionnaire dans la capitale. Tous
ortaient des pantalons d'uniform
s d'or et sur leurs épaules le l
yé de brun et de pourpre ; p
au cou de lourdes chaînes d'or
, des bracelets de même mét
levé en Angleterre, parlait l'ang
M. Ellis, par leur intermédia
la reine du but pacifique de s
e *pure amitié*, comme il l'app
venir à Sa Majesté Ranavalo, u
erneur de Maurice. Il insista
it sur les excellentes intentions
nt anglais envers Madagasca
le lord Clarendon l'avait spéc
'exprimer au gouvernement ma
annonça qu'il avait apporté
s présents qu'il serait heureux
, dès que le reste de ses bagag
Après ces explications, la déput

et le prince royal, étaient devenus de très-bons amis, ce qui ne veut pas dire que M. Ellis, sujet anglais profondément imbu des idées de hiérarchie en cours dans sa patrie, ait un seul instant oublié l'incommensurable distance qui sépare un simple gentleman, de l'héritier d'un trône, même d'un trône madécasse. Le futur monarque fit avec le voyageur plusieurs promenades aux environs de la ville, pendant lesquelles le prince et ses compagnons se montrèrent extrêmement communicatifs, indiquant et nommant à l'étranger les villages qu'on apercevait au loin. (Nous avons oublié, jusqu'à présent, de dire que le prince parlait l'anglais.) C'est ainsi qu'un jour ils allèrent ensemble visiter le palais d'Isoaierana, espèce de résidence suburbaine, bâtie, il y a trente et quelques années, par le roi Radama, sur les plans et sous la direction d'un Français, M. Legros. C'est un vaste édifice tout en bois, d'une construction très-remarquable. Chemin faisant, nos promeneurs avaient rencontré un groupe d'officiers dont l'un portait une lance à longue pointe en argent. « Toute notre suite salua la lance, quand elle passa, écrit M. Ellis, et le prince me dit que cet emblême était Tsitialainga, *le haïsseur du mensonge*, le révélateur des crimes, le dénonciateur des coupables, un symbole du pouvoir à Madagascar. L'officier qui le portait était un des hérauts de la reine, en mission judiciaire. Quand un individu est accusé d'un crime par Tsitialainga, cette lance est plantée devant sa porte, et personne n'ose sortir du logis tant qu'elle reste là. »

Comme la Rome antique, Antananarivo a sa roche Tarpéienne. Le prince la fit voir à M. Ellis, au retour de cette même promenade, dans un lieu appelé Ambohipotsi. Il est situé à l'extrémité sud de la colline sur laquelle est bâtie la ville : c'est là que se font les exécutions. La colline se termine brusquement par un rocher à pic, qui n'a pas moins de 100 mètres de la base au sommet. C'est du point le plus élevé que sont précipités les condamnés. Beaucoup de chrétiens ont subi ce supplice.

L'excursion que notre heureux voyageur fit quelques jours après, en la compagnie du prince, de la princesse Rabodo, sa femme, et de leur suite à Mahazoarivo, maison de campagne de Radama, eut un caractère bien plus solennel. « Le cortège, dit-il, avait plus d'un demi-mille de long; on y comptait douze ou quinze officiers montés, et dont les chevaux, quoique assez mal soignés, étaient vifs et vigoureux. Il y avait quatorze palanquins ornés de draperies de diverses couleurs. Dans l'un de ces palanquins, un beau jeune homme, fils du prince Ramboasalama attira mon attention. Quand le cortège se mit en marche, huit ou dix officiers à cheval prirent les devants, et les autres marchèrent à côté des palanquins. Ensuite venaient les officiers du palais, dans des palanquins ou à pied ; et après eux, la musique du prince, composée de dix-neuf musiciens : cinq clarinettes, cinq flûtes et fifres, un basson, quatre cors, une basse, un tambourin et un triangle. Les musiciens étaient précédés et suivis de deux officiers, l'épée nue à la main. Le palanquin du prince venait ensuite, escorté de chaque côté par trois ou quatre officiers ayant aussi l'épée hors du fourreau. Après le prince venait la princesse, dans son palanquin couvert de drap écarlate, orné de galons d'or et bordé de riches franches d'or semblables à celles dont on fait les épaulettes d'officier, et garni en dedans de satin rose. A côté de la princesse, un homme portait un grand parasol de soie rose, surmonté d'une boule dorée, et immédiatement derrière le palanquin marchaient des femmes esclaves au nombre de douze ou quinze, vêtues de lambas de coton à larges raies blanches et bleues. Une fille du prince Ramonja, mais adoptée par la princesse, intéressante jeune personne d'environ dix-sept ans, occupait le palanquin suivant. Dans trois autres palanquins étaient les dames de la suite ou du service de la princesse. Après elles, quelques officiers, puis la foule.

« Tout le chemin, bien en avant des cavaliers qui ouvraient la marche jusqu'à 200 ou 300 yards après le dernier palanquin, était tellement encombré, que la marche était difficile. Le prince vêtu d'un habit noir avec une étoile d'argent, avait, en sautoir sur son gilet, un large ruban de soie rouge et vert dont les bouts à frange d'or pendaient sur la hanche. La princesse portait une robe bleue faite à l'européenne, garnie de velours écarlate et ornée de rangées de petits boutons dorés, un chapeau de satin rose avec des fleurs artificielles, un voile et une pèlerine de dentelle. Une des dames avait une coiffure indigène ou arabe vraiment curieuse; les autres étaient habillées à l'européenne : toutes s'étaient parées d'une profusion de chaînes d'or et de bijoux, et toutes étaient portées dans des palanquins ouverts. Quelques-uns des officiers étaient en uniforme bleu; plusieurs avaient des pantalons écarlates avec le lamba blanc flottant, bordé de l'*akotso* ou de cinq larges raies, tandis que les serviteurs et les gens qui suivaient la procession, ou s'étaient répandus sur le côté, paraissaient tous avoir revêtu leurs habits de fête.

« La journée était belle, la scène brillante; on respirait une brise légère et fraîche. On voyait là réunis les différents moyens de locomotion qui caractérisent les différents pays : les officiers à cheval comme en Europe, les princes en palanquin comme en Asie; les draperies légères, molles, souples, flottantes et aux vives couleurs de l'Orient, mêlées aux costumes austères et raides de l'Occident; la musique de l'Europe et le langage de Madagascar, avec la physionomie animée et enjouée de la foule; le passage au milieu de tant d'objets nouveaux et attrayants; d'un côté, le rocher sur lequel est assise Antananarivo; de l'autre, la vaste plaine cultivée, accidentée par des collines couronnées de villages : tout concourait à fournir de nouveaux éléments d'émotion et de plaisir.

« Après avoir décrit un circuit du nord à

l'est de la capitale, la route se rapprochait du palais, qui n'en était distant que de quelques centaines d'yards. Bientôt on aperçut un grand parasol écarlate et plusieurs personnes sur la terrasse de la façade. Le cortége s'arrêta; tout le monde se découvrit et la musique joua le *God save* madécasse, air indigène qui n'est pas désagréable. La reine était venue sur la terrasse pour voir passer le prince et la princesse. Au bout de quelques minutes, le parasol écarlate disparut et le cortège se remit en marche. »

A Mahazoarivo, un *lunch* fut servi pendant lequel le prince et la princesse firent à leur hôte mille questions sur l'Europe et ses usages, sur la famille royale d'Angleterre : La reine Victoria avait-elle beaucoup d'enfants? Savait-elle danser? Aimait-elle la musique, etc.? Quelques instants après, sur un signe du prince, l'orchestre madécasse joua le *God save the Queen*, le vrai *God save* anglais, puis *Rule Britannia*, puis la *Marche des grenadiers*, airs qui, tout en écorchant les oreilles du missionnaire anglais, ne manquèrent pas de lui faire battre le cœur. Disons en passant que les exécutants avaient été envoyés deux ans à Maurice à l'école du chef de musique d'un des régiments de la garnison. Après la musique, vinrent les danses, et l'on ne reprit qu'à cinq heures du soir le chemin de la ville.

Il y a deux camps dans le voisinage d'Antananarivo. La route que suivait le cortége passait près de l'un d'eux. Les tentes étaient faites d'étoffe de rofia. La tenue des soldats était aussi simple qu'économique ; elle consistait uniquement en une pièce de toile blanche serrée autour des reins. Ils avaient d'ailleurs des buffleteries en croix sur leurs poitrines nues et étaient armés de fusils à baïonnettes. Un des officiers voisins de M. Ellis lui dit qu'il y avait 40,000 hommes dans les deux camps et une compagnie d'artillerie.

Le 5 septembre, à une heure très-matinale, notre voyageur reçut, d'un de ses amis du palais, la note suivante qui montre au moins l'absence de toute circonlocution dans les messages officiels ou semi-officiels du siége du gouvernement madécasse.

« Vendredi matin.

« Mon cher ami, je vous informe comme ami, que la reine vous donnera une audience aujourd'hui au palais ; par conséquent, lorsqu'on vous priera de venir, mettez votre plus bel habit et prenez avec vous un souverain d'or et un dollar. Comment vous portez-vous ce matin ?

« Tout à vous,

« R. »

Les pièces de monnaie dont il est ici question se rapportent à une coutume de Madagascar : on n'approche jamais le monarque sans lui offrir un présent, qui est une espèce de tribut payé à sa puissance. Ce présent, qui s'appelle *hasina*, est le plus souvent une pièce d'or.

Dans le cours de la matinée, l'auteur de la lettre qu'on vient de lire arriva chez M. Ellis pour le prévenir qu'on l'attendait à trois heures et pour s'informer du costume qu'il comptait revêtir. L'habit noir que lui montra le missionnaire ne parut pas le satisfaire entièrement, si bien que, ayant découvert parmi les autres effets du voyageur une robe de chambre verte et rouge avec doublure écarlate, il lui conseilla de l'endosser par-dessus le malencontreux habit. « Je crus un instant qu'il plaisantait, dit M. Ellis, mais le voyant très-sérieux, je consentis à me conformer à son désir. » A trois heures, après avoir reçu une seconde missive plus laconique encore que la première, M. Ellis acheva sa toilette, revêtit la robe de chambre, et monta en palanquin pour se rendre à la résidence royale. Mais il nous faut ici laisser la parole au voyageur :

« Dès que nous eûmes franchi la grande porte extérieure, dit-il, nous nous découvrîmes et nous avançâmes vers le palais à travers une tour carrée de 50 ou 60 mètres, dont trois côtés étaient garnis de soldats sur quatre rangs, avec musique en tête... Les soldats avaient pour tout costume un morceau de toile blanche serré autour des reins, et portaient des baudriers blancs sur leur peau brune. C'étaient tous des hommes de haute taille et de forme athlétiques. L'officier qui les commandait, homme d'un âge mûr, mais encore actif et vigoureux, était coiffé d'un turban fait avec un châle de soie roulé ; une chemise à petits dessins, un magnifique *lamba* ou écharpe de soie, noué à la taille en guise de ceinture, et dont les bouts ornés de franges lui tombaient jusqu'à la cheville, complétaient sa tenue. Il avait à la main un cimeterre brillant et richement orné. Comme les manœuvres militaires n'étaient pas finies, nous nous arrêtâmes un instant, à peu près à moitié chemin de la cour, et nous nous avançâmes ensuite jusqu'à la position qui nous était assignée, à trois ou quatre yards des soldats et en face de la longue et large véranda sous laquelle la reine et sa cour étaient assemblées. Nous nous inclinâmes tous devant la reine en prononçant le salut : « *Tsara, tsara, tompoko* (c'est bien, c'est bien, souveraine.) » Puis nous nous tournâmes vers le levant et nous nous inclinâmes devant la tombe de Radama, petit monument carré en pierre, bâti sur un des côtés de la cour. Après cela on nous conduisit aux places qui nous étaient réservées. On me donna celle du milieu, tout juste devant la reine, avec un interprète de chaque côté de moi. Deux Français qui habitent la capitale avaient été invités à cette cérémonie. M. Laborde, résident français, se tenait debout à droite d'un des interprètes, et M. Fenez, prêtre français catholique, homme robuste et d'une bonne figure, était à sa gauche. »

Les officiers interprètes, qui avaient été élevés en Angleterre, mirent promptement l'étranger au courant des lois de l'étiquette madécasse. C'est ainsi que celui-ci fut averti de parler assez haut pour que ses paroles pussent être entendues aussi bien que leur traduction. L'éloquence du missionnaire anglais dut plaire à la reine, car son discours, dont il donne la substance dans son livre, était une chaleureuse protestation de l'amitié du gouvernement anglais pour le gouvernement de Madagascar, et un témoignage personnel de reconnaissance pour le gracieux accueil dont il était lui-même l'objet. La reine, par l'entremise de son interprète, répondit dans le même sens, assurant, en outre, le voyageur qu'elle voulait qu'il fut traité en ami dans ses Etats. L'audience terminée, le premier ministre invita les étrangers à se retirer. « Nous saluâmes la reine, dit M. Ellis ; puis, nous tournant vers l'orient, nous saluâmes aussi le tombeau de Radama, et nous nous dirigeâmes vers la porte ; mais la musique ayant entamé le *God save*, nous nous arrêtâmes, et mettant chapeau bas, nous ne sortîmes que lorsque l'air fut fini. » Tout ce cérémonial avait duré près d'une heure.

« La relation de ma présentation à la reine ne serait pas complète, ajoute un peu plus loin le scrupuleux auteur, si je ne disais quelques mots du palais et de ses habitants. Le palais, appelé *la Maison d'argent*, est un édifice assez étrange. Peu de pays pourraient fournir des espars comme ceux qui forment les angles de cette merveilleuse habitation. Il est entièrement construit en bois ; il est spacieux, élevé et léger, néanmoins solide et bien ajusté dans toutes ses parties ; sa forme est celle d'un parallélogramme, et il paraît avoir 100 pieds de long, 50 à 60 de large et 70 de haut. Les murs ont deux étages d'élévation, et tout le bâtiment est entouré d'une double véranda. Le toit, qui est en bardeaux, est raide et a trois rangées de fenêtres en attique, aux extrémités et sur les côtés. Le centre du toit est surmonté d'un gros oiseau doré qui a les ailes déployées. Je suppose qu'on a voulu représenter le *voromahery*, littéralement, *l'oiseau du pouvoir*, espèce de vautour, armoirie ou emblème des Hovas. La grande cour, à l'extrémité nord du palais, est fermée par un mur en pierre, et la porte se trouve sur le côté nord du carré. Le bâtiment n'est pas peint, mais le bois paraissait être d'un grain serré et solide.

« La reine et sa cour étaient réunies sur la véranda, ou balcon d'en haut. Sa Majesté occupait la place du milieu, sur un siége plus élevé que tous les autres, et recouvert de damas vert. Sa nièce, la princesse Rabodo, et les dames de la cour s'assirent à sa droite, son fils tout près d'elle, à sa gauche ; ensuite son neveu, les autres membres de sa famille et les principaux officiers du gouvernement. Un grand parasol de soie écarlate, brodé et frangé d'or, était tenu au-dessus de la reine, et un autre, plus petit, aussi écarlate, mais sans ornement, au-dessus de la princesse. La reine n'est pas grande, mais assez replète ; elle a le front bien modelé, les yeux petits, le nez court sans être épaté, les lèvres bien dessinées et délicates, le menton légèrement arrondi. L'ensemble de la tête et du visage est petit, ramassé et bien proportionné. Sa physionomie a une expression assez agréable, bien que, par intervalles, elle trahisse un caractère impérieux. La reine paraissait jouir d'une bonne santé et posséder une constitution vigoureuse pour son âge, car on la dit âgée de soixante-huit ans. Sa majesté portait une couronne faite de plaques d'or, avec un ornement-talisman, quelque chose comme une dent de crocodile en or sur la plaque antérieure. Elle avait aussi un collier et de grosses boucles d'oreilles d'or. Son vêtement consistait en un lamba de satin blanc sur lequel étaient brodés des petits rameaux d'or. Le prince, son fils, portait son étoile et une couronne de velours vert brodée d'un cercle et d'une guirlande de feuilles d'argent massif. Son cousin, le prince Ramboasalama, était coiffé d'une toque de velours noir brodée d'or. Plusieurs des officiers portaient des lambas de soie par-dessus leurs vêtements. »

A quelques jours de là, M. Ellis fut invité à un dîner donné par la reine dans une maison voisine du palais, appartenant à l'un des plus hauts fonctionnaires du royaume. A ce dîner, servi à l'européenne, assistaient les résidents français de la capitale. Les Madécasses, on a pu le remarquer, sont grands amateurs de *speeches ;* or, le *speech* est un genre d'exercice pour lequel M. Ellis a moins de répugnance que pour le vin, liquide dont il s'abstient comme sectateur du R. P. Matthew. Aussi, dans cette circonstance, notre Anglais crut-il devoir faire, *inter pocula*, un petit exposé de politique britannique dans lequel, à la grande satisfaction de l'assistance indigène, il prouva, d'une façon claire comme le jour — comme le jour des bords de la Tamise — que la France n'avait plus aucune espèce de droit sur Madagascar.

Malgré les idées politiques de l'honorable gentleman, les résidents, nos compatriotes, voulurent à leur tour lui donner un échantillon de l'hospitalité française sur la terre étrangère, et un colossal déjeuner lui fut offert chez M. Laborde. Mais, de toutes les fêtes auxquelles assista M. Ellis, la plus intéressante peut-être, fut celle qui eut lieu au palais de la reine, le 18 septembre. Dans le récit détaillé qu'en fait notre voyageur, la partie la plus intéressante est celle qui concerne les danses indigènes. Elles commencèrent par celle des Sakalavas, habitants des districts occidentaux de l'île, et furent exécutées, comme à l'ordinaire, dans la cour du palais.

« La musique sakalava, composée d'instruments du pays, comprenait un gros tambour creusé dans un bloc de bois solide, et plusieurs tambours plus petits, des tamtams ou des tambourins qui paraissaient d'origine asiatique ; le tambour était exactement semblable à ceux que j'avais vus dans l'île de Ceylan. Quatre hommes, accoutrés en guerriers, coiffés de bonnets écarlates de formes bizarres, ornés d'une large flamme de même couleur pendant par derrière, le mousquet à la main et le cornet à poudre suspendu au côté, l'ornement ou talisman madécasse de la dent de crocodile en argent attaché sur le devant de la ceinture, suivaient cette troupe de musiciens que conduisait une espèce de chef dont la tâche semblait être d'indiquer les mouvements de la danse. Les danseurs étaient des hommes grands et sveltes. Ils commencèrent leur exercice dès qu'ils entrèrent dans la cour, et le continuèrent en passant d'un côté à l'autre de l'espace central découvert ; puis, décrivant en courant une sorte de zig-zag, ils finirent par arriver immédiatement en face de la reine. Alors l'homme à la grosse caisse frappa trois ou quatre coups très-forts sur son instrument, et les exécutants, après s'être inclinés devant Sa Majesté, se retirèrent sur le côté.

« Ils furent suivis par quatre ou cinq autres compagnies de danseurs sakalavas composées chacune de quatre personnages qui, entrant par la porte principale, dansèrent en longeant chaque groupe et en exécutant des figures ou des pas différents, jusqu'à ce qu'ils fussent arrivés devant la reine ; là ils s'inclinèrent à leur tour, puis se retirèrent. Outre le mousquet à la main droite, une ou deux de ces compagnies tenaient à la main gauche un mouchoir de soie ou une petite écharpe. Leurs mouvements étaient aisés, mais, pour la plupart, mesurés et lents, excepté dans les figures qui paraissaient devoir représenter les péripéties les plus animées de la bataille, l'assaut, la mêlée, la poursuite et le triomphe. Ils ne poussaient point de cris, et même, bien qu'on lançât parfois les fusils en l'air, et qu'on les rattrapât lorsqu'ils retombaient, ces mouvements étaient réservés et modérés, ce qui ne s'accorde guère avec les idées que nous nous faisons habituellement des danses guerrières des sauvages. Si un de ces industriels qui exploitent les divertissements publics en Europe eût assisté à cette fête, peut-être eût-on vu quelque jour la valse sakalava importée dans nos sociétés civilisées.

« Après la danse sakalava, une centaine de femmes appartenant, à en juger d'après leur extérieur, leur toilette et la recherche de leur coiffure, aux officiers et aux autres familles notables de la capitale, entrèrent dans l'espace découvert. Elles se rangèrent par trois de front vis-à-vis de la reine, formant une sorte de colonne à jour. La ligne ou la colonne se composait de trente-quatre groupes de trois à la suite les uns des autres. Dès qu'elles furent en position, elles laissèrent glisser leurs lambas ou écharpes de dessus leurs épaules jusqu'à la ceinture, faisant ainsi voir leurs riches robes de velours, de satin, de soie et de mousseline, dont quelques-unes étaient garnies d'or au corsage et aux manches. La musique de la reine se mit à jouer un air du pays, air doux et lent. Un maître de danse, placé en tête de la colonne, et en face de la reine, donna le signal, et alors commença la danse, si l'on peut appeler de ce nom un exercice dans lequel les pieds, cachés sous les plis du lamba traînant, paraissent à peine bouger. Chaque danseuse, en effet, restait à la même place, et c'étaient surtout les bras qui suivaient, par des mouvements souples et gracieux, la cadence de la musique. Il n'y avait pas, parmi ces femmes, de type vraiment blanc, quoique aucune d'elles n'eût le teint très-foncé. Le visage et les traits d'un grand nombre étaient plus délicats que ceux des femmes des classes inférieures, et l'on aurait pu en qualifier beaucoup de jolies. La musique se composait entièrement d'airs nationaux, d'une douceur et d'une simplicité remarquables. Après deux ou trois danses, les danseuses s'inclinèrent devant leur souveraine et se retirèrent. Telles furent les danses indigènes de la journée. »

A ces danses succédèrent des imitations plus ou moins exactes de danses européennes, auxquelles prirent part un certain nombre de personnages de la cour. « C'était un spectacle fort animé qu'il peut être bon de voir une fois, ajoute le révérend *Clergyman* ; cependant je sentais en moi une espèce de regret en observant les formes vigoureuses, les fronts découverts et bien modelés, les yeux vifs et pénétrants de tous ces jeunes hommes ; je pensais à ce que l'éducation aurait pu faire d'eux ; et si le temps et le lieu m'eussent permis d'exprimer mon opinion sur la fête à laquelle j'assistais, j'aurais peut-être dit que l'habileté dans l'art de la danse n'est pas le plus haut mérite des princes, et que, sans fuir absolument les plaisirs, le but constant de ceux qui sont appelés à gouverner les hommes doit être d'apprendre comment on fait les nations grandes.»

En dehors de cette vie mondaine, bien mondaine surtout pour un missionnaire anglican, M. Ellis, qui, nous l'avons dit, a un peu étudié la médecine, passait une partie de son temps à donner des consultations et à distribuer des médicaments. Il consacrait aussi quelques heures à son appareil photographique, devant lequel vinrent poser successivement le prince et la princesse royale, et la plupart des principaux officiers et fonctionnaires. Les rapports fréquents qu'il eut de la sorte avec le futur héritier du trône le mirent à même d'apprécier le caractère et les vues de ce jeune homme, et d'espérer un avenir de progrès et de civilisation pour la nation madécasse. Puisse le missionnaire anglais ne pas s'être trompé! L'avenir était beau aussi pour Madagascar sous le règne éclairé et civilisateur de Radama. Malheureusement la reine actuelle, Ranavalo, est loin d'avoir continué l'œuvre de son prédécesseur. Sous le gouvernement de cette princesse, l'influence européenne a dû céder le pas aux tendances cruelles de la race indigène; la plupart des institutions barbares sont revenues en faveur, les services des missionnaires ont été oubliés, les persécutions contre les chrétiens ont recommencé et ont été poursuivies avec une extrême rigueur, la lecture de la Bible a été défendue sous peine de mort et du *tanghin* ou jugement de Dieu, par le poison. Cette épreuve atroce, à peu près abolie par le grand chef Hova a été rétablie et a continué de décimer comme autrefois la population. Tout cela, nous dit M. Ellis, doit de nouveau changer avec le futur successeur de Ranavalo. Nous le souhaitons fort; mais dans un pays où malgré certaines contrefaçons du cérémonial européen, on fait en général si bon marché de la vie humaine, qui peut assurer que le sort du prince Rakatobe, assassiné en montant sur le trône de Radama, n'attend pas aussi le prince royal actuel ? L'entourage de la reine n'a pas encore pardonné à l'héritier de la couronne de s'être fait chrétien. Une tentative criminelle avait déjà été faite contre sa personne par un prêtre des idoles, un peu avant l'arrivée de M. Ellis.

Tout ce qui pouvait avoir trait à la situation actuelle des chrétiens indigènes et à la propagande chrétienne dans Madagascar, devait naturellement offrir au missionnaire anglais un intérêt exceptionnel. Nous ne doutons pas que M. Ellis n'ait profité de tous les moyens à sa disposition pour se renseigner à fond sur ce point. Mais ainsi que nous l'avons dit déjà, sa réserve à cet égard est extrême? « Des raisons que tout le monde comprendra, écrit-il, nous obligent au silence. Il ne faut pas risquer d'impliquer les vivants dans les calamités endurées par ceux qui ne sont plus. Les lois contre la religion chrétienne ne sont pas rapportées, elles peuvent même devenir plus rigoureuses encore, car les desseins de Dieu sont impénétrables.

« Qu'il me suffise donc de dire qu'autant que les occasions se sont offertes à moi de l'observer, la religion est aujourd'hui ce qu'elle était autrefois, une religion sincère dérivée simplement et uniquement des enseignements de la parole de Dieu. Le merveilleux degré de développement qu'elle semble avoir atteint ne peut s'expliquer que par l'intervention toute spéciale de la Providence, car le plus grand nombre de ceux qui ont souffert le martyre ont embrassé le christianisme après le départ des derniers missionnaires. J'ai vu plusieurs fois les lieux où les martyrs ont souffert, j'ai conversé à plusieurs reprises avec les veuves et les orphelins qu'ils ont laissés, aussi bien qu'avec les personnes qui ont été témoins de leur constance, de leur foi et du triomphe de leur mort, et ces témoignages n'ont fait que confirmer tout ce que j'avais appris jusque-là...

« Les autorités de Madagascar qui ont employé la torture et la mort pour éteindre la foi chrétienne, quelque soient les motifs qui les aient poussés, n'ont fait qu'imiter les Dioclétiens des premiers âges ; et les persécuteurs des temps plus récents, avec des résultats identiques, quant à l'inébranlable constance des victimes et aux fruits subséquents poussés dans le sang des martyrs. Emouvants à l'extrême, sont les détails que j'ai reçu des douleurs et des consolations de ceux qui ont souffert, de leur conduite à l'heure du péril, et de leur intrépidité devant leurs juges et leurs bourreaux au jour de la persécution et de la condamnation. »

L'extrait qui suit se rapporte à la persécution de 1849 :

« Des milliers d'individus de tout rang et de tout âge, — depuis l'innocente créature vendue avec ses parents, jusqu'au vénérable patriarche dont la vie s'était passée au service du pays, ou depuis le noble personnage que son rang et sa naissance avaient placé sur les marches du trône jusqu'au malheureux esclave sans famille — avaient été punis comme coupables de participation avouée ou supposée, à la lecture des livres chrétiens ou aux prières des chrétiens. Les peines infligées avaient varié suivant la condition ou la fortune des délinquants. Le *tanghin* avait souvent joué son rôle fatal. Des amendes avaient été imposées depuis le simple dollar (1) jusqu'au maximum de ce qu'on savait pouvoir exiger du coupable ou de sa famille. Une multitude de gens furent réduits en esclavage et vendus dans les marchés publics, souvent avec condition expresse que les acquéreurs les occuperaient aux travaux les plus pénibles, et qu'ils ne pourraient jamais être rachetés par leurs parents ou leurs amis. Parmi les communications que je reçus se trouvaient de lamentables récits des misères de quelques-uns de ces malheureux vendus il y avait dix-neuf ans, et aussi la mention des prix payés par les acquéreurs. Dans le nombre étaient des maris ou des femmes dont les conjoints avaient été mis à mort; d'autres étaient des chefs de famille qui avaient vu vendre avec eux leurs femmes et leurs enfants. Les prix variaient de 23 à 90 dollars pour un individu seul, et de 110 dollars pour le mari et la femme, à 178 pour un homme et trois enfants.

« Un certain nombre qui avaient échappé à

(1) Le dollar n'est pas une amende insignifiante si l'on veut bien remarquer qu'à Madagascar la journée du travail ne se paie pas la plupart du temps plus de vingt centimes.

l'esclavage perpétuel avaient été dégradés de rang et condamnés aux plus rudes travaux, tels que l'extraction et l'équarissage des pierres pour l'érection d'édifices publics ou autres tâches analogues. Plusieurs d'entre eux qui avaient occupé des postes éminents, avaient subi ce genre de peine pendant de longues années, et de ces derniers, quelques-uns, morts depuis que j'ai quitté l'île, ont été mes visiteurs assidus. D'autres, m'a-t-on dit, avaient passé par le supplice du fouet ; d'autres encore, condamnés à l'emprisonnement, gémissaient dans les cachots; et de malheureux bannis erraient loin des habitations humaines comme autant de parias. Enfin, des individus, hommes et femmes, appartenant aux rangs les plus élevés avaient été chargés de fers, et bon nombre avaient été mis à mort. »

M. Ellis possède une curieuse relation indigène manuscrite des poursuites exercées contre les chrétiens madécasses, en 1849, année pendant laquelle les persécuteurs montrèrent le plus d'acharnement. Des officiers du gouvernement, portant la lance d'argent, appelée « le haïsseur du mensonge, » arrêtaient et interrogeaient quiconque était soupçonné de s'être faits chrétiens. La plupart des gens mis ainsi en état d'arrestation, confessèrent hautement la foi du Christ.

« On se fera une idée du nombre des poursuites exercées par ce fait, que d'une seule fois et dans un même lieu, trente-sept individus qui avaient expliqué ou prêché la parole de Dieu, furent réduits à la condition d'esclaves avec leurs femmes et leurs enfants ; 42 autres chez lesquels on avait saisi des livres chrétiens, furent réduits également en esclavage et eurent leurs biens confisqués ; 27 qui avaient eu des livres entre les mains, et qui avaient prêché ou expliqué l'Evangile furent vendus comme esclaves avec leurs femmes et leurs enfants ; 6 qui étaient en état de récidive furent emprisonnés ; 2,055 eurent à payer chacun une amende d'un dollar ; 18 subirent la peine de mort ; 14 furent précipités du haut du rocher et 4 furent brûlés vifs. »

Voici un fragment du document indigène dont nous venons de parler :

« Le 14 mars 1849, l'officier devant lequel les chrétiens furent examinés, dit : Priez-vous le soleil, ou la lune, ou la terre ?

» R. — Répondit : Je ne prie pas ces choses, car la main de Dieu les a faites.

» Priez-vous les 12 montagnes qui sont sacrées?

» R. — Je ne les prie pas, car ce sont des montagnes.

» Priez-vous les idoles qui font des rois des êtres sacrés ?

vince éloignée et il n'était pas du nombre des accusés. On l'examina alors et comme il fit la même déclaration, on l'attacha aussi. Et ils emmenèrent ces dix frères et sœurs; puis ils serrèrent leurs liens et les enfermèrent chacun dans un endroit séparé. Et à une heure après minuit, nous (les autres chrétiens) nous assemblâmes et nous nous mîmes en prière.

« Le 22 mars quand l'un des accusés eut dit « Jéhovah est le seul Dieu; il est au-dessus de tous les noms qui se prononcent et Jésus-Christ est Dieu aussi, » le peuple poussa des cris et le couvrit de railleries. Et à un autre officier dit : « Rabodampoimerina (le nom sacré de notre reine) est notre dieu, mais il n'est pas le vôtre » Il répondit : « Le Dieu qui m'a fait est mon Dieu; mais Rabodo est ma reine ou ma souveraine. » Et comme il refusait de répondre autre chose, ils dirent : « Il est probablement idiot ou fou. » Il répondit : « Je ne suis point idiot et je n'ai pas perdu l'intelligence. » Il y eut alors un mouvement et des murmures dans le peuple; « qu'on l'emmène » disait-on. Et ils le conduisirent en prison.

« Et avant le jour, le lendemain, le peuple s'assembla à A-y. Alors ils prirent les dix-huit frères que Dieu avait choisis pour leur donner

ıée et il n'était pas du nombr
n l'examina alors et comme il
ıration, on l'attacha aussi. Et il
:es dix frères et sœurs ; puis il
; liens et les enfermèrent chacun
séparé. Et à une heure après m
ıtres chrétiens) nous assemblân
mîmes en prière.

mars quand l'un des accusé:
ah est le seul Dieu ; il est au-d
; noms qui se prononcent et J
Dieu aussi, » le peuple pouss
couvrit de railleries. Et à un
: « Rabodampoimerina (le nom
ine) est notre dieu, mais il n'es
Il répondit : « Le Dieu qui m'
eu ; mais Rabodo est ma reine (
» Et comme il refusait de rép
e, ils dirent : « Il est probabl
u. » Il répondit : « Je ne suis
'ai pas perdu l'intelligence. » Il

la vie éternelle et en faire ses enfants. Et ils leur lièrent les mains et les pieds et ils les attachèrent chacun à un poteau, roulés dans des nattes, et ils les placèrent avec les autres prisonniers. Et de ces frères et de ces sœurs, dix étaient de Vonizongo. Et quand les officiers, les troupes et les juges arrivèrent, ils lurent les listes de chaque catégorie de prisonniers, puis ils placèrent à côté les uns des autres et les firent entourer de soldats armés de fusils et de lances et les sentences furent alors rendues, condamnant les uns à l'amende et à la confiscation, les autres à l'esclavage, d'autres à la prison et aux chaînes, d'autres à la peine du fouet, d'autres à mort : quatre à être brûlés et quatorze à être précipités du rocher et brûlés ensuite.

« Et les dix-huit désignés pour mourir, s'assirent par terre entourés des soldats et chantèrent le 137e hymne (1).

« Quand je mourrai et quitterai mes amis
« Quand ils me pleureront
« Quand la vie m'aura quitté
« Alors je serai heureux.

« Lorsqu'ils eurent fini cet hymne, ils chantèrent le 154e.

(1) Le numéro ci-dessus se rapporte à la collection des hymnes imprimées en langue madécasse.

« Quand je verrai le Seigneur dans le ciel, etc.

« Et les sentences prononcées, au moment où l'officier se retirait pour aller rejoindre les autorités suprêmes, les quatre condamnés à être brûlés le prièrent de demander qu'on les tuât d'abord et qu'on ne les brulât qu'après. Mais ils furent brûlés vifs.

« Quand l'officier fut parti, on emmena ces dix huit et on les mit à mort. Les quatorze furent liés par les mains et les pieds à de longues perches et des hommes les emportèrent sur leurs épaules. Et pendant le trajet, les frères priaient et parlaient au peuple. Et des gens qui les virent, dirent que leurs figures étaient comme des figures d'anges. Et quand les hommes arrivèrent au sommet de Nampaminarina, ils les jetèrent au fond du précipice et leurs corps furent ensuite traînés à l'autre bout de la capitale pour être brûlés avec les corps de ceux qui devaient être brûlés vifs.

» Et quand on emporta sur le lieu de l'exécution, les quatre qui devaient être brûlés vifs, ces chrétiens chantèrent le 90e hymne commençant par ces mots : « Quand nos cœurs sont troublés » et dont chaque strophe se termine par ceux-ci : « Alors souvenez-vous de nous ». Ils chantèrent ainsi tout le long de la route. Et quand ils arrivèrent à Faravohitra, ils furent attachés entre des planches et brûlés. Et tout près du lieu où on les brûlait, un arc en ciel se montra. Alors ils chantèrent l'hymne 158.

« Il est une terre bénie
« Où l'on est heureux,
« Le repos ne s'en éloigne jamais
« Et jamais le chagrin n'y vient.

Ce fut l'hymne qu'ils chantèrent après qu'ils furent dans les flammes. Puis ils prièrent, disant : « O Seigneur, reçois notre âme ; car c'est par amour pour toi, que nous souffrons ; et pardonne-leur leurs péchés. »

« Ainsi prièrent-ils tant qu'il leur resta un souffle de vie. Puis ils moururent, doucement, doucement.

Et frappés d'étonnement furent tous ceux qui assistèrent à leur supplice. »

Les quatre personnes qui furent brûlées vives étaient toutes nobles ; M. Ellis a recueilli d'autres détails sur le voyage de deux d'entre elles.

« Andriampinery et Ramanandalana étaient mari et femme, dit-il, et celle-ci était sur le point de devenir mère. Sur le lieu de l'exécution on leur offrit la vie sauve s'ils voulaient prêter le serment idolâtre requis. Tous les deux refusèrent. On les attacha alors entre des planches, puis on les mit sur une pile de bois et après qu'on les eut encore recouvert de matières combustibles, on alluma le tout. Au milieu de la fumée et des flammes du bûcher, les douleurs de la maternité vinrent s'ajouter aux tortures du supplice ; et, dans ce terrible moment, l'enfant des deux martyrs vint au monde. Je demandai à ceux qui me racontaient ces détails, ce que les bourreaux et les assistants firent de la petite créature : Ils la jetèrent dans les flammes, où son corps fut consumé avec ceux de ses parents, me fut-il répondu, et son âme monta vers Dieu avec les leurs.... »

« Les quatorze autres condamnés furent conduits sur l'emplacement ordinaire des exécutions, avec des criminels également condamnés à la peine capitale. Le mode d'exécution choisi était la roche tarpéienne d'Antananarivo. Chacun des infortunés chrétiens fut suspendu par une corde au-dessus du précipice, et dans cette position, reçut l'offre de sa grâce à la condition de renoncer à la foi du Christ et de prêter les serments voulus. Tous refusèrent la vie à ces conditions. L'un d'eux même parla avec tant de calme de sa confiance en Dieu, qu'il émut toute l'assistance. Parmi ces malheureux était une jeune femme. On espérait qu'au moment du supplice elle se rétracterait, et à cet effet on l'avait conservée pour la dernière et placée de manière à voir la mort affreuse de ses compagnons ; mais loin de se laisser abattre, la courageuse chrétienne demanda elle-même de subir le sort de ses co-religionnaires. Les exécuteurs, en présence de ce stoïcisme, la déclarèrent folle et la firent emmener. On se contenta alors de la transporter dans une région éloignée du pays. »

Ces horribles boucheries se passaient au mois de mars 1849. Depuis lors la persécution s'est un peu ralentie. « D'après ce que j'ai pu voir et entendre, ajoute M. Ellis, l'hostilité du gouvernement contre la religion chrétienne semble moins active qu'autrefois. Cela dépend sans doute de l'influence combinée de plusieurs événements que la divine Providence a permis de se produire dans le cours de cette période. Dans le nombre, il faut surtout compter l'adoption de la foi chrétienne par le fils unique de la reine, l'héritier du trône. Cet important événement s'est passé il y a dix ans. Il a été suivi de la conversion d'un autre membre de la famille royale, devenu depuis chrétien sincère et zélé. La mort a aussi enlevé certains personnages influents, hostiles aux chrétiens, et les fonctionnaires qui leur ont succédé ont d'autres manières de voir. On raconte que l'un de ces derniers, pressé d'imposer une seconde période de travail forcé à des gens qui déjà avaient subi la peine prononcée contre eux, aurait répondu : « Ils ont subi le châtiment » qui leur a été infligé, pourquoi les punirait-» on de nouveau ? La foudre ne frappe pas » deux fois. »

Il ne paraît pas d'ailleurs qu'il y ait de changement projeté dans l'intention du gouvernement, car l'ordre suivant se lit, dit-on, tous les quinze jours devant le front des troupes rassemblées pour la parade à Antananarivo.

« Si quelqu'un baptise (c'est-à-dire administre ou reçoit le baptême), je le mettrai à » mort dit Ranavalomanjaka ; car il change les » prières des douze rois. Par conséquent re» cherchez et surveillez, et si vous trouvez » quelqu'un, homme ou femme, commettant ce » crime, prenez-le et tuez-le, car moi et vous » nous tuerons tous ceux qui feront pareille » chose, leur nombre montât-il à la moitié du » peuple. Car quiconque changerait ce que les » ancêtres ont ordonné et fait et prierait les » ancêtres des étrangers et non Andrianampoi» nemerina et Léhidama et les idoles qui ont » sanctifié les douze rois et les douze monta» gnes qui sont adorées, quiconque, dis-je,

» changerait tout cela, je fais savoir à tout le » peuple que je le tuerais, dit Ravanalomanjaka. »

Cette allusion aux usages ordonnés par leurs ancêtres et aux prières faites aux ancêtres des étrangers, dit le missionnaire anglais explique en grande partie la base sur laquelle le renoncement à la religion du pays et l'adoption du christianisme, sont regardés par les madécasses comme des crimes atroces. « La religion des indigènes leur enseigne de regarder les esprits des ancêtres de leurs gouvernants comme des objets auxquels est dû un culte religieux ; elle revêt aussi d'une espèce de caractère sacré le monarque régnant, comme descendant de leurs dieux. Dans la plupart des discours publics que j'ai entendus, on déclarait le caractère sacré de la personne de la reine et elle était représentée comme exerçant un droit sur la vie et les biens de ses sujets en vertu de cette origine divine et de ce caractère sacré mêmes. Ainsi leurs idées en religion ajoutent une sorte de consécration à leur fidélité au monarque. Ils s'imaginent que la religion des nations chrétiennes reposent sur une base semblable à la leur, et beaucoup d'entre eux croient probablement que le suprême objet du culte chrétien ce sont les ancêtres des chefs actuels de ces nations; les convertis au christianisme sont donc regardés comme coupable du double crime d'apostasie et de trahison. Persuader à leurs compatriotes de croire en Jésus-Christ, de lui obéir et de l'aimer, est regardé comme aliéner la confiance et l'affection du peuple à ses gouvernants légitimes, et transférer cette confiance et cette affection aux gouvernants des étrangers. Beaucoup de madécasses sont probablement trop éclairés pour croire que leurs ancêtres étaient autre chose que des hommes, mais la masse croit ce que les soutiens de l'idolâtrie lui enseignent, et c'est ainsi que l'erreur populaire devient une arme contre les chrétiens.

« L'avenir immédiat de Madagascar n'est connu que du Tout-Puissant qui voit la fin de chaque chose dès son commencement. Mais quelque puisse être cet avenir, il y a dans le passé des évènements qui pèseront sur lui d'un grand poids, — événements bien faits pour donner l'espoir qu'un jour plus heureux brillera bientôt sur la grande île africaine et sur son intéressante population, et que la lumière se fera dans l'âme des gouvernants pour leur montrer que le christianisme est la plus sûre base de la grandeur et de la gloire des souverains, aussi bien que de la prospérité et du bonheur des peuples. »

Le terme du temps accordé pour la visite du voyageur anglais approchait. En vain celui-ci essaya-t-il de faire prolonger son permis de séjour. La reine lui fit répondre aussi poliment que possible, qu'elle était enchantée de l'avoir vu arriver dans sa capitale, mais qu'elle serait ravie de l'en voir partir. On lui accordait, du reste, huit jours pour faire ses paquets, et on lui promettait des porteurs pour son palanquin, dès qu'il serait prêt à s'en retourner. Puis, en échange de ses présents, on lui faisait remettre un certain nombre de beaux lambas de soie, et on le prévenait que le gouverneur de Tamatave avait ordre de lui donner dix bœufs pour lui-même et vingt pour le gouverneur de Maurice.

En somme ce n'était pas trop mal faire les choses. Aussi M. Ellis se tint pour content, remercia et fit ses préparatifs. Dès que son prochain départ fut connu, grand fut le nombre des gens qui le vinrent voir, et parmi eux une foule de personnages importants, dont nous nous abstiendrons toutefois de dresser ici la pompeuse nomenclature.

Le jour de la séparation arriva cependant : c'était le 26 septembre. Vers midi, tout était prêt ; les officiers de la reine avaient pourvu à tout, et huit d'entre eux avaient été désignés également en cet endroit. Elle commença à jouer quand nous approchâmes, et elle nous précéda le reste du trajet. Le prince ordonna à ses porteurs de tenir son palanquin tout près du mien, afin que nous pussions causer chemin faisant... La journée était belle et nous continuâmes de la sorte jusqu'à Amboipo, village à 5 milles de la capitale, où il avait été convenu d'abord que je passerais la nuit. Une fois en plaine, un peu avant d'arriver au village, nous descendîmes tous. La dame qui nous avait accompagnés m'offrit un *lamba* de soie en souvenir de ma visite. Les officiers chargés de la direction du voyage furent d'avis qu'il serait mieux de pousser notre étape jusqu'à Betafo, à 5 milles plus loin. Le prince alors ordonna à la musique de jouer l'air anglais du *God save the Queen*, que tout le monde écouta découvert. Il prit ensuite congé de moi d'une manière tout à la fois affectueuse et digne, ce que firent aussi les nobles et leurs compagnons, me recommandant à la protection de Dieu. Puis, m'ayant conduit à mon palanquin, après avoir dit au chef de musique de poursuivre avec moi jusqu'au lieu où je devais m'arrêter pour la nuit, le prince reprit avec sa suite le chemin de la capitale et moi celui de Betafo, où je trouvai mes bagages arrivés déjà. Là je congé-

également en cet endroit. Elle commença à jouer quand nous approchâmes, et elle nous précéda le reste du trajet. Le prince ordonna à ses porteurs de tenir son palanquin tout près du mien, afin que nous pussions causer chemin faisant... La journée était belle et nous continuâmes de la sorte jusqu'à Amboipo, village à 5 milles de la capitale, où il avait été convenu d'abord que je passerais la nuit. Une fois en plaine, un peu avant d'arriver au village, nous descendîmes tous. La dame qui nous avait accompagnés m'offrit un *lamba* de soie en souvenir de ma visite. Les officiers chargés de la direction du voyage furent d'avis qu'il serait mieux de pousser notre étape jusqu'à Betafo, à 5 milles plus loin. Le prince alors ordonna à la musique de jouer l'air anglais du *God save the Queen*, que tout le monde écouta découvert. Il prit ensuite congé de moi d'une manière tout à la fois affectueuse et digne, ce que firent aussi les nobles et leurs compagnons, me recommandant à la protection de Dieu. Puis, m'ayant conduit à mon palanquin, après avoir dit au chef de musique de poursuivre avec moi jusqu'au lieu où je devais m'arrêter pour la nuit, le prince reprit avec sa suite le chemin de la capitale et moi celui de Betafo, où je trouvai mes bagages arrivés déjà. Là je congédiai la musique, je fis à son chef un petit présent et je m'organisai pour la nuit. Ainsi se terminèrent, ajoute M. Ellis, ma visite à la capitale de Madagascar et mes rapports avec ses habitants. »

Le seul incident du voyage de M. Ellis à la côte fut la rencontre qu'il fit entre Imerina et Beforana de plusieurs français se rendant à Antananarivo. Le principal personnage était un médecin de la Réunion. Avec lui étaient deux prêtres catholiques : l'un l'abbé Jouan, supérieur du collége des Jésuites de la Réunion, l'accompagnait en qualité d'aide; l'autre, l'abbé Webber, en qualité de pharmacien. A quelque distance venait un négociant français de Tamatave, M. Soumagne, que M. Ellis connaissait particulièrement.

Le 12 octobre, le missionnaire anglais se retrouva de nouveau à Tamatave, au milieu des amis qu'il s'y était fait et dont l'accueil fut aussi chaleureux que jamais. Tous les notables indigènes accoururent successivement chez lui pour voir les portraits des principaux personnages de la cour hova. La plupart se découvraient devant le portrait en pied du prince, et, prononçant son nom avec orgueil, ils ajoutaient : *Veloma Tompoko!* (Puissiez-vous vivre, seigneur!) Parmi les personnes qui vinrent ainsi, se trouvait madame veuve de Lastelle, fille d'un des derniers chefs héréditaires des Betsimasarakas, et dont les ancêtres, jusque dans ces dernières années, avaient toujours regardé les ancêtres de Radama et la famille régnante des Hovas comme leurs inférieurs. « Madame de Lastelle, dit M. Ellis, regarda longtemps le portrait en pied de la princesse, et, quand elle l'eut bien examiné, elle s'écria : « Voilà donc ce que c'est que Rabodo! » Le cœur humain est partout le même.

Le 18 novembre, au matin, M. Ellis quittait Tamatave, à bord du *Castro*. Arrivé à Port-Louis le 2 décembre, il en repartit le 13 janvier suivant, à bord du steamer *England*. Après une passable traversée, pendant laquelle son navire eut le bonheur de sauver deux infortunés naufragés flottant au milieu de l'Océan sur un débris de mât, il débarquait sain et sauf en Angleterre le 20 mars 1857 : c'est le récit de ses voyages qui forme l'intéressant volume auquel nous venons de faire de si larges emprunts.

FIN.

WASSY, IMPRIMERIE DE MOUGIN-DALLEMAGNE.

www.ingramcontent.com/pod-product-compliance
Ingram Content Group UK Ltd.
Pitfield, Milton Keynes, MK11 3LW, UK
UKHW022047190726
13855UKWH00002B/434

9 782013 445603